Q&Aでよくわかる 腰痛の日帰り治療

椎間板ヘルニア・脊柱管狭窄症の最先端医療

医学博士
出沢 明
Akira Dezawa

現代書林

はじめに

病気に悩む患者の方々は、医学的にその時代に即した適切な医療を受けると同時に、生活の質（QOL）と、生活背景に配慮された高度な医療を受ける権利があります。医療は著しい進歩を遂げています。患者さんはすべての医療を享受し、選択することができます。

外科医にとって、患者さんの負担をできるだけ小さくするのは永遠のテーマです。

私は腰痛、中でも腰椎椎間板ヘルニア、腰部脊柱管狭窄症などの治療を専門としています。

私が大学院を卒業して整形外科医になりたての時代、腰椎椎間板ヘルニアの手術は腹部を切開し、腸をいったん取り出し、骨盤の骨を削って行うという大がかりなものでした。患者さんは手術後3週間ギプスを装着し、1か月以上の入院が必要でした。患者さんの負担は大きく、何とかならないのだろうかと思っていました。その後、内視鏡手術と出会い、以来、大学病院に在籍しながら内視鏡による脊椎手術の研究とトレーニングのために、アメリカやドイツへ留学を重ねてきました。

そして、2003年に日本で初めてPED（ペド・経皮的内視鏡下椎間板ヘルニア摘出術）

を導入しました。ＰＥＤとは、局所麻酔を行って６～８㎜だけ切開し、椎間板に細い筒を入れて、直接ヘルニアをつまんで摘出する手術です。直径２㎜の超小型カメラが実用化され、メーカーと共同で開発を進めたオリジナルのＰＥＤ用手術器具が完成したことで実現しました。

なお、ＰＥＤという呼称は私が考案したもので、日本でのみ通用しています。国際的には、ＰＥＬＤからＦＥＳＳ（フェス・Full-endoscopic spine surgery ＝全脊椎内視鏡手術）という言い方が一般的になってきており、今後は、ＦＥＳＳで統一されていく流れです。本書では、現在も通常に使われているＰＥＤという言い方で統一したことをお断りしておきます。

さて、ＰＥＤの切開部分はわずかですから、患者さんの負担は少なく、日帰り手術が可能です。当然、回復も従来の手術よりも早く、１週間を目安に社会復帰ができる場合がほとんどです。寝返りも難しかった患者さんが、痛みがなくなり、手術後数時間たつと笑顔で歩いて帰宅される姿を見ると、医師冥利につきます。

日帰り手術が可能で、再発率も低いＰＥＤはマスコミに注目され、たびたび取材されるようになりました。すると、全国から腰痛に悩む患者さんが私の勤務先の大学病院に殺到し、５年、６年の診療待ちという事態になったのです。患者さんを長期間待たせるのは心苦しく、できるだけ早く手術する環境を作りたいと考え、２０１４年にクリニックを開業しました。

現在まで、私が手がけた椎間板ヘルニアの手術は、ＰＥＤの症例も含めると６０００例を超えています。日々、ＰＥＤの技術向上を目指すと共に、ＰＥＤの技術を応用した脊柱管狭窄症に対する手術・ＰＥＬ（ペル・経皮的内視鏡下椎弓切除術）を確立し、普及を図っています。ＰＥＬは世界的にも最先端の技術だと評価をいただいています。

ＰＥＤやＰＥＬは患者さんにとって負担の小さい手術ですが、高度の手技が必要であり、どの整形外科医でも手術できるわけではありません。専門医の育成や技術向上を目的に、日本ＰＥＤ研究会を発足させて専門医の教育にも力を注いでいます。

今では、日帰り手術が可能なＰＥＤやＰＥＬに関心を持つ人たちが増えてきました。そういった人たちに向けて、正しい知識を持っていただければと思い、本書を出版することにしました。ＰＥＤやＰＥＬについて、できるだけわかりやすく紹介したつもりです。

腰痛は治したいけれど仕事や家庭の事情で入院が難しい人、病院で手術を勧められたけれど迷っている人、腰痛で競技を続けられるかどうか悩んでいるスポーツ選手など、多くの人たちの参考になれば幸いです。

２０２０年１月

出沢　明

目次

第3章　次々と開発されているPEDを応用した最先端手術

第4章 これで安心！ 手術の実際 Q&A

第5章 〝あなたと似た人〟もPEDやPELで治っている！

第6章 PED、PELの普及を目指して

第1章

「腰椎椎間板ヘルニア」って、どんな病気？

ＰＥＤは椎間板ヘルニアの治療のための手術です。椎間板ヘルニアがどんな病気なのかを、まず知っておきましょう。

Q 腰痛に悩んでいる人はどれくらいいるのですか？

A 腰痛人口は約2800万人と言われています。

「腰が痛い」「腰痛持ちで……」と嘆いている人は驚くほど多いものです。若い時に突然激痛に襲われたり、年齢を重ねていくにつれ徐々に痛みが出てきたり。起き上がれないほどの痛みの場合もあれば、我慢すれば日常生活が送れる程度の痛みの場合もあります。

腰痛は千差万別ですが、誰にでも起こりうる症状であり、データでも腰痛人口の多さが示されています。

たとえば、厚生労働省の研究班が2013年に出した報告書によると、腰痛人口は約2800万人と推計されています。国民の約4人に1人が腰痛という計算になります。

2016年の国民生活基礎調査でも、自覚のある症状として腰痛は男性の1位、女性の2位を占めています。国民生活基礎調査では世帯員の健康状況を3年ごとに調査していますが、2013年、2010年の調査でも腰痛は同じ順位であり、この10年ほど変わっていません。まさに腰痛は国民病と言えるでしょう。

国民生活基礎調査（厚生労働省）
「性別にみた有訴者率の上位3位の症状」

人口1000人比（人）

No.	性別	症状	平成28年	平成25年	平成22年
1位	男性	腰痛	91.8	92.2	89.1
	女性	肩こり	117.5	125.0	129.8
2位	男性	肩こり	57.0	60.2	60.4
	女性	腰痛	115.5	118.2	117.6
3位	男性	鼻がつまる 鼻汁が出る	50.5	50.4	58.9
	女性	手足の関節が痛む	70.2	70.3	71.4

Q 腰痛は治りにくいというイメージがありますが……。

A 腰痛の約85%が原因不明です。

歩くのもやっとという腰痛があるのに、病院でレントゲンを撮っても、MRIを撮っても「どこも異常がありません」と言われ、困惑される患者さんがしばしばいます。

MRIなどの検査で原因を特定できない腰痛を「非特異性腰痛」と言い、腰痛の約85%を占めています。痛みがあっても画像上は正常な場合、逆に画像で骨のずれやヘルニア（23ページ参照）があっても痛みがない場合もあり、痛みの原因をなかなか特定できないのです。

皆さんもよく聞く「ぎっくり腰（急性腰痛）」や筋肉の酷使などで起きる筋筋膜性腰痛、ストレスからくる心因性腰痛なども、「非特異性腰痛」に含まれます。

原因が特定できない非特異性腰痛は、急性と慢性に分けられます。一般的に発症後3か月以内の腰痛を急性腰痛と呼び、6週間以内に90％が改善されるという統計があります。一方、慢性腰痛は発症3か月以上しても痛みが改善しない場合を指します。

非特異性慢性腰痛はさまざまな要因が重なっていることが多く、なかなか原因を特定できないため、鎮痛剤を投与して様子を見るという診療になりがちでした。しかし、最近は研究が進んできて、新しい治療法が効果をあげて注目を集めています。

Q 慢性腰痛の新しい治療法には、どんなものがあるのですか？

A 心因性腰痛に対し、チームで診る「集学的治療」が効果をあげています。

近年の研究で、家庭や職場での心理的な苦痛、抑うつ気分など精神的ストレスが痛みに関係していることがわかってきました。また、腰痛への不安や恐怖が痛みを増幅させているケースもあり、精神的なストレスや不安から生じる腰痛を心因性腰痛と呼んでいます。

ストレスなどが要因となっている場合、症状は腰痛なのですが、精神的なケアが必要になり、抗うつ剤などを処方することもあります。

また、「いつ腰痛が出るのか」「椅子に腰かけたら痛くなる」などの不安から外出しなくなったり、会社に行かなくなったりした場合、「コルセットをすれば大丈夫」「痛くなったら休憩室で休めばいい」など、考え方を少しずつ変えるように導く認知行動療法の重要性も指摘されています。

心因性腰痛の場合、整形外科医だけでなく、精神科医、麻酔科医、臨床心理士、理学療法士、看護師など、複数の専門家がチームで診療する「集学的治療」が提唱され、効果があることが欧米の研究で明らかになっています。

日本でも集学的治療を行う医療機関が徐々に増えていますが、コストがかかることもあり、主要都市に集学的治療センターを設けるなどの提案もなされています。

Q 慢性腰痛の治療法で、他に注目されているものはありますか？

A 「上殿皮神経」が圧迫される腰痛が知られ、手術も行われています。

上殿皮神経による腰痛が注目されています。上殿皮神経は腰の少し上から臀部にかけて下がっていく神経です。この神経が腰の腸骨稜を乗り越えるところで、胸腰筋膜を貫通する箇所で絞扼圧迫されると痛みが生じます。胸腰筋膜は、腰から背中にかけて存在する厚い筋膜で、表層の浅葉と深層の深葉の2層から成っており、脊柱起立筋の外側縁で両者は結合しています。上殿皮神経自体は1㎜以下と非常に細いのですが、特殊な撮影をすることによりMRI画像で描出可能です。

上殿皮神経による腰痛は、腰を反らしたり、ひねったり、中腰になったり、前傾姿勢をとったりすると痛みが強くなり、長時間立ちっ放しや歩き続けると痛みが増すなど、一般的な腰痛の症状が出ます。特徴は、正中より約7㎝外側の腸骨上を押すと痛むところがあることです。

上殿皮神経の圧迫が腰痛の原因になることは、1950年代から論文で指摘されていましたが、臨床現場ではほとんど知られず、治療法も定着していませんでした。

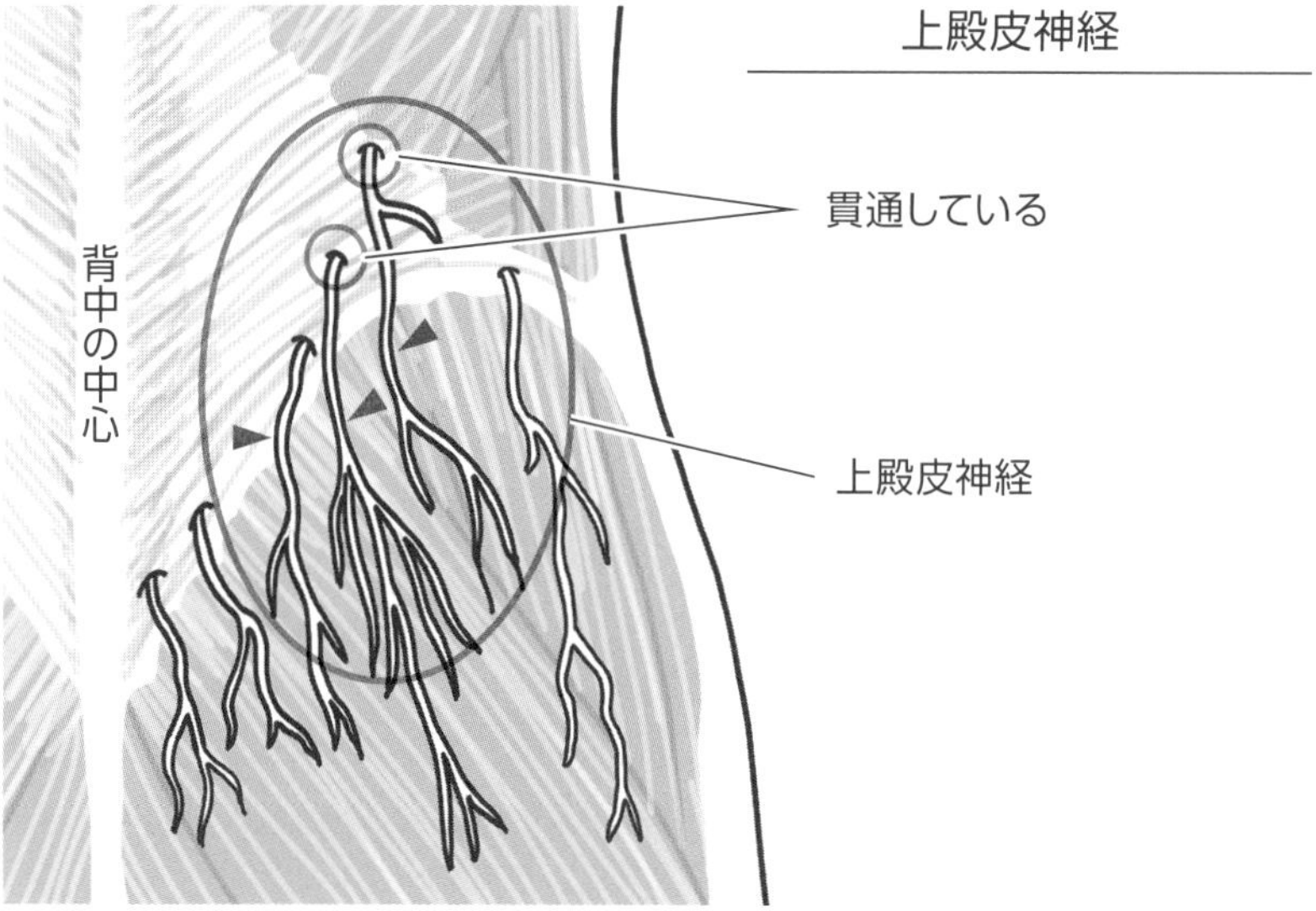

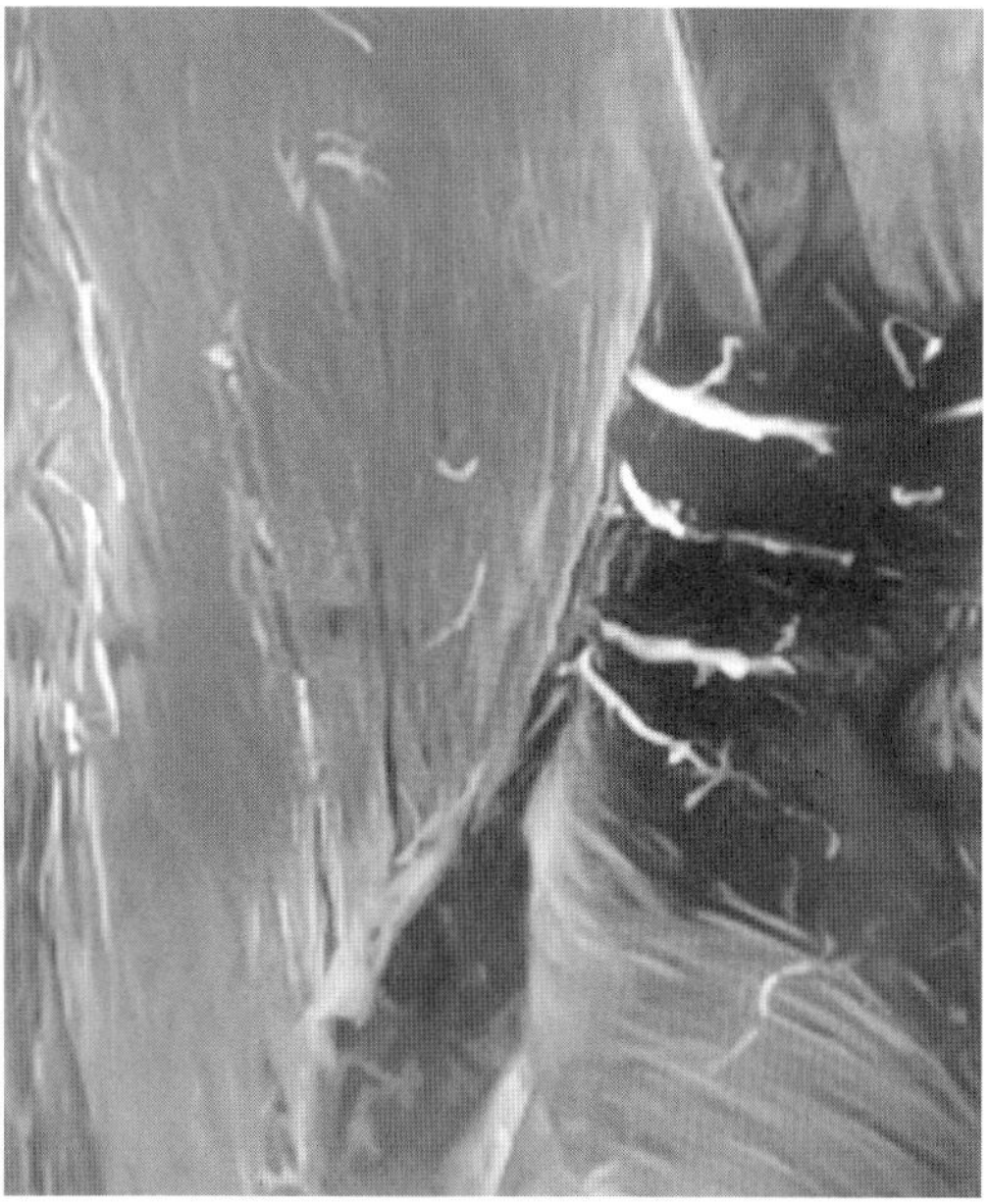

「上殿皮神経」の MRI 画像

近年になり、上殿皮神経が原因の腰痛は、腰痛全体の10％前後を占めるのではないかと推計されるほど一般的な腰痛として認識されるようになってきました。治療法としては、痛みがひどい場合に、痛みを引き起こしている上殿皮神経に麻酔薬を注射する神経ブロックという治療が行われます。1回の神経ブロックで痛みが軽減する場合も多いのですが、複数回行っても効果が持続しないで、日常生活に支障が出ている場合などは手術を行います。

局所麻酔によりPEDスコープを傷害部位より離れた箇所から挿入し、上殿皮神経を圧迫している胸腰筋膜を切開して、締め付けられている神経を解放します。傷害部位に侵襲せず、筋肉を切らないため患者さんの負担が少なく日帰り手術が可能です。何年も苦しんできた腰痛が、手術直後から改善される場合がほとんどです。

Q 腰痛を引き起こす神経を焼く治療法もあるそうですが……。

A ラジオ波で焼くリゾトミーなどがあります。

椎骨がつながって背骨（脊椎）になっていますが、上下の椎骨を連結する関節を椎間関節と言います。椎間関節は背骨が動くために大きな役割を果たしていますが、過労や加齢によって

脊髄神経後枝内側枝の位置

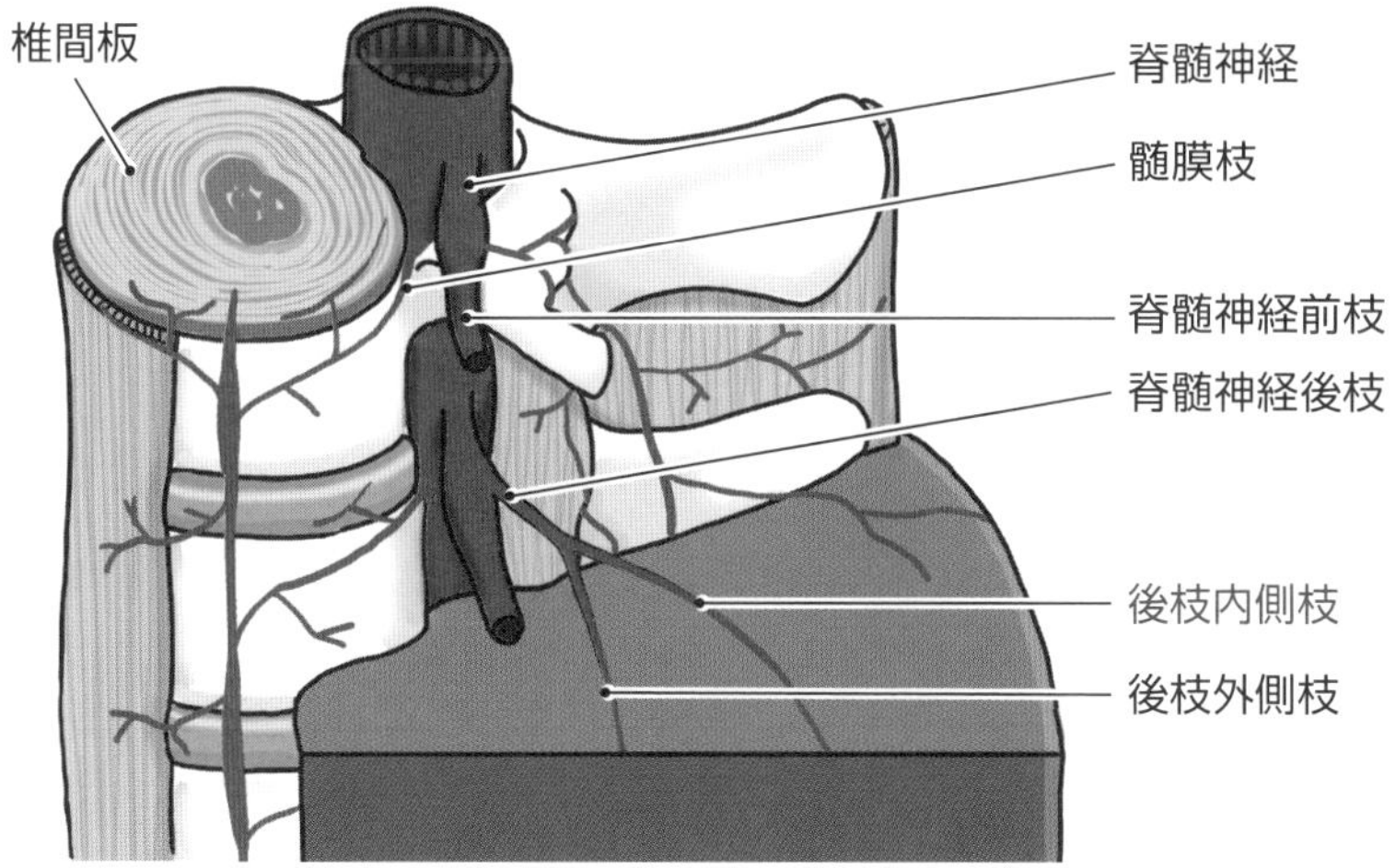

変形すると、疼痛知覚神経が増殖して痛みが過敏になり、腰痛が生じます。

椎間関節に入り込んだ疼痛知覚神経を、レントゲン透視下においてラジオ波で照射して焼くリゾトミーという手術があり、効果をあげています。切開するのは1か所2㎜程度なので、局所麻酔で日帰り手術が可能です。

また、椎間関節の痛みを伝える神経を脊髄神経後枝内側枝と言います。脊髄神経は椎間孔から出て、後枝と前枝に分かれ、後枝の大部分は内側にあり、椎間関節を支配します。

椎間関節の変形などにより、周囲にある脊髄神経後枝内側枝が刺激されて起きる椎間関節症は、多く見られる腰痛の一つです。脊椎を過伸展した際に背部痛が増強します（Kemp サイン）。痛みが強い場合、通常は麻酔を注射する椎間関節ブ

腰痛の原因

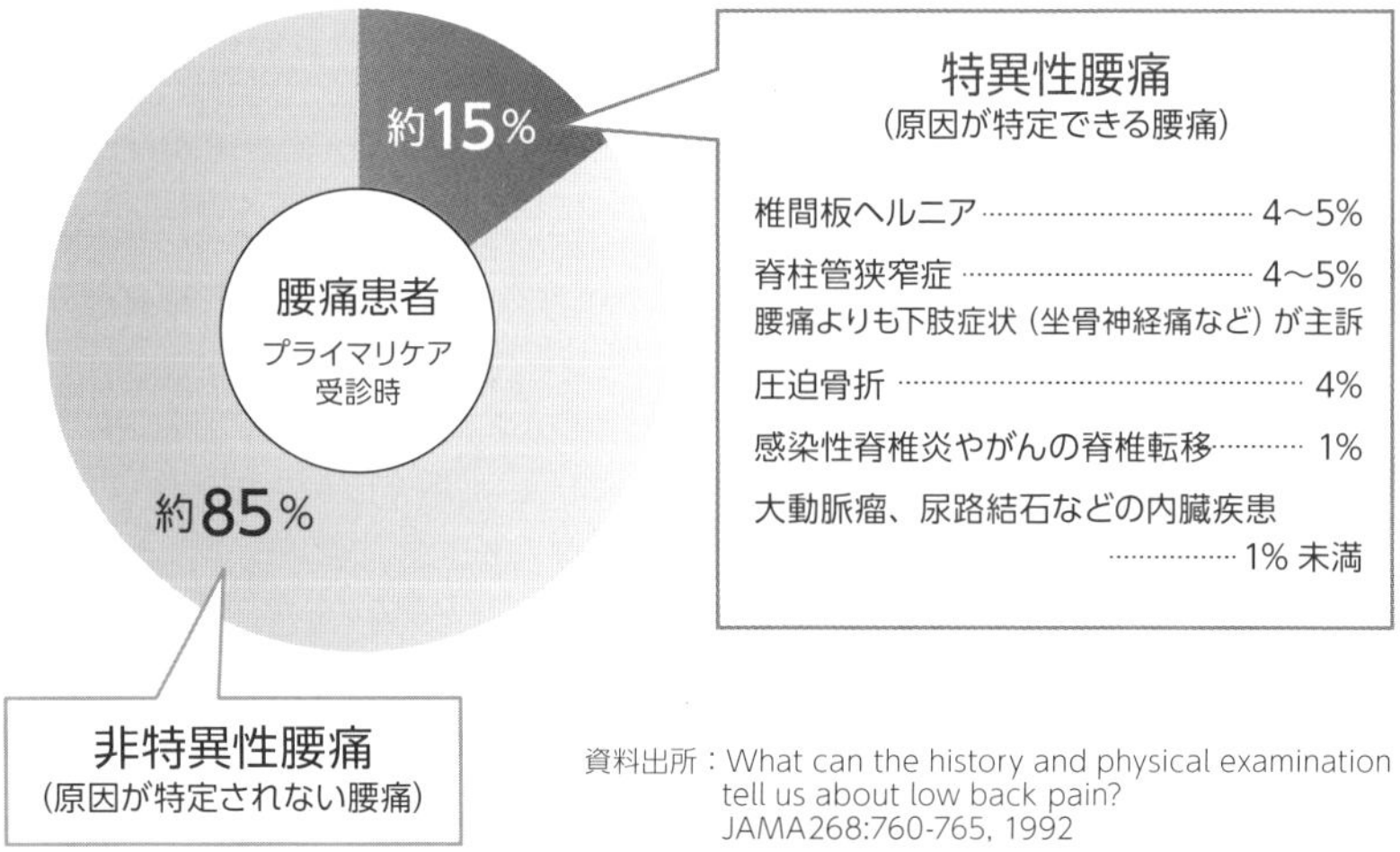

資料出所：What can the history and physical examination tell us about low back pain? JAMA268:760-765, 1992

ロックを行いますが、効果が短時間しか続かない場合などは、脊髄神経後枝内側枝を内視鏡で確認し、高周波の熱で焼いたり剥離することで腰の痛みを遮断して、腰痛を改善させる方法も行われています。

Q 原因が特定できるのは、どんな腰痛ですか？

A 椎間板ヘルニア、脊柱管狭窄症が代表的です。

腰痛患者さんの15%ほどが、原因を特定できる「特異性腰痛」とされています。椎間板ヘルニアと脊柱管狭窄症が代表的な疾患です。骨粗鬆症の高齢者に見られる圧迫骨折も多いです。

正常な椎間板とヘルニア

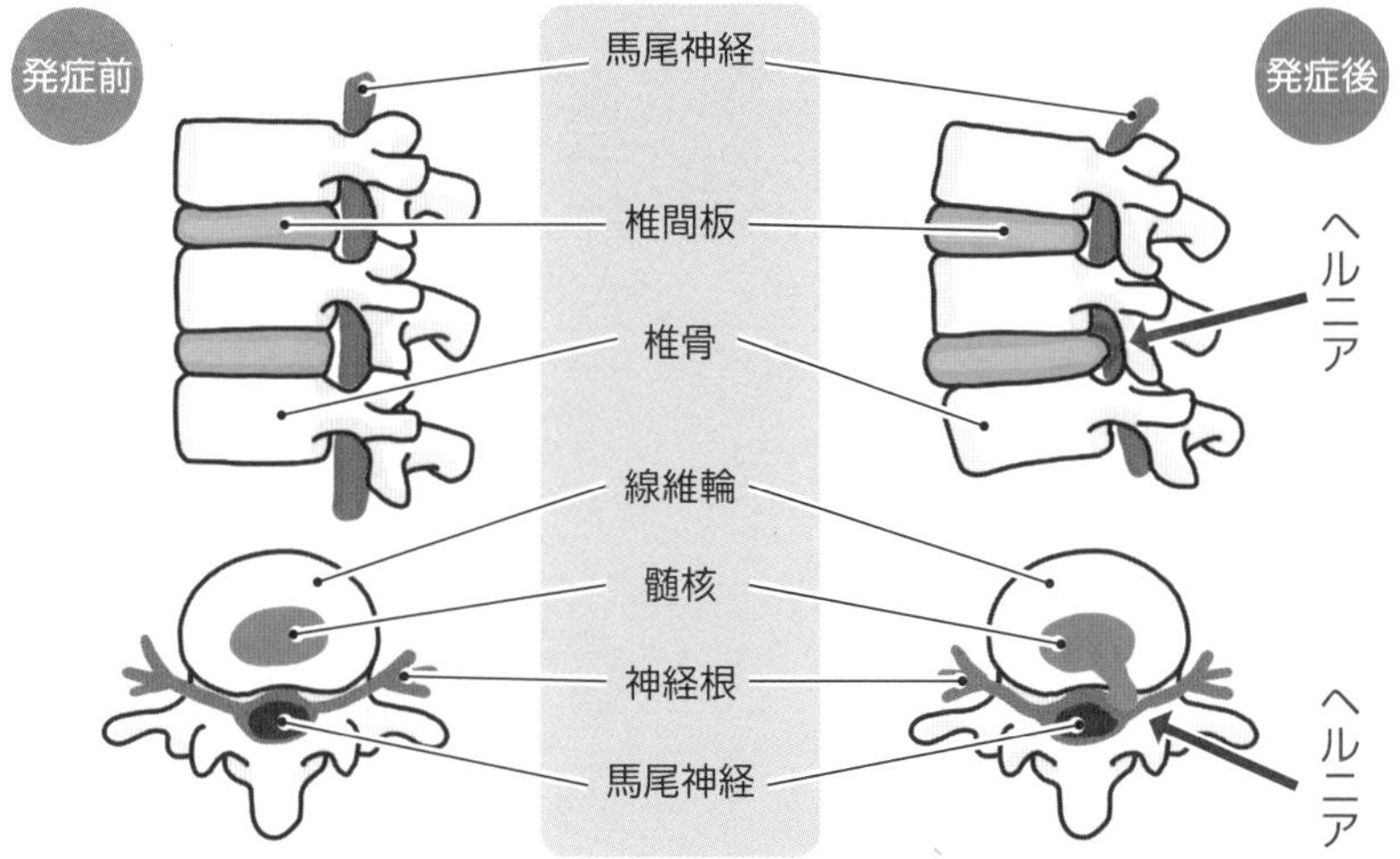

そのほか、割合は少ないですが、細菌による背骨の感染（感染性脊椎炎）や、がんの脊椎への転移など背骨の疾患による腰痛があります。

Q 椎間板ヘルニアは、どんな病気なのですか？

A 椎間板の内部が飛び出すなどして神経を圧迫し、痛みが出ます。

背骨（脊椎）は頸椎7個、胸椎12個、腰椎5個の合計24個の椎骨が積み重なっています。椎骨の間には衝撃をやわらげるクッションの役割を果たしている椎間板（軟骨）があります。椎間板の内部にはゲル状の髄核があり、周辺を線維輪が取り巻いています（上図参照）。

椎間板が膨らんだり、椎間板内部の髄核が線維輪を突き破って飛び出し、神経を圧迫している状態が椎間板ヘルニアです。その結果、痛みやしびれなどが生じます。一般的に、圧迫によって神経の炎症が起きているのが原因です。

Q ヘルニアはどんな状態になっているのですか？

A 膨隆型と脱出型に大きく分けられます。

椎間板が膨らんで神経を圧迫する膨隆型と、髄核が線維輪を突破している脱出型に分かれます。線維輪が膨らんだ線維輪膨隆型は若い年代に多く、脱出の程度は軽度の状態です。線維輪膨隆型は、髄核の一部が移動していますが、線維輪の表面は損なわれていません。

後縦靭帯下脱出型は、髄核が線維輪を突破して、椎間板と脊柱管の間にある後縦靭帯を押している状態です。この状態の場合、コンドリアーゼ（ヘルニコア）という薬が適応します（26ページ参照）。

靭帯穿破脱出型は、後縦靭帯も突き破っています。遊離脱出型は、本来の椎間板から完全に遊離して脊柱管内に転移しています。

腰椎椎間板ヘルニアのタイプ

線維輪膨隆型

髄核が線維輪を
押しているが、
まだ脱出は軽度の状態

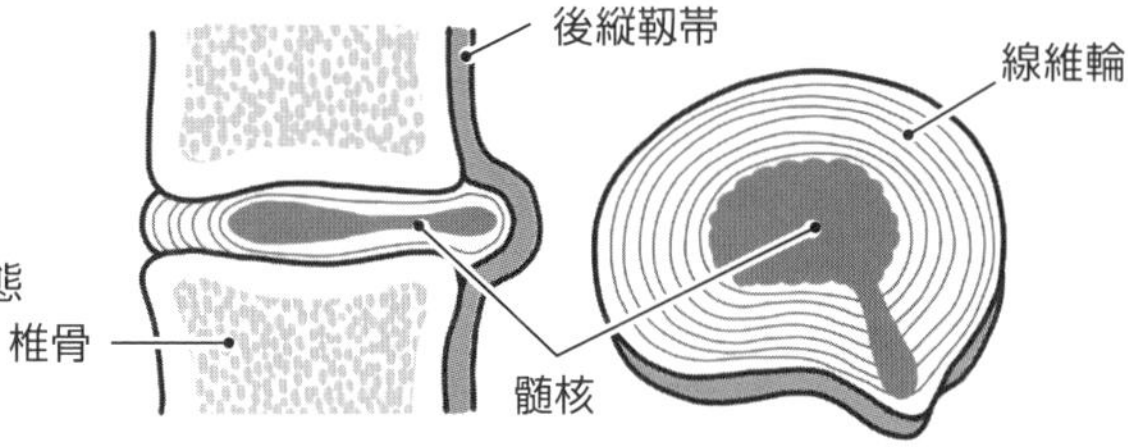

後縦靭帯下脱出型

髄核が線維輪を突破して、
後縦靭帯を押している状態。
コンドリアーゼ(ヘルニコア)
が適応する

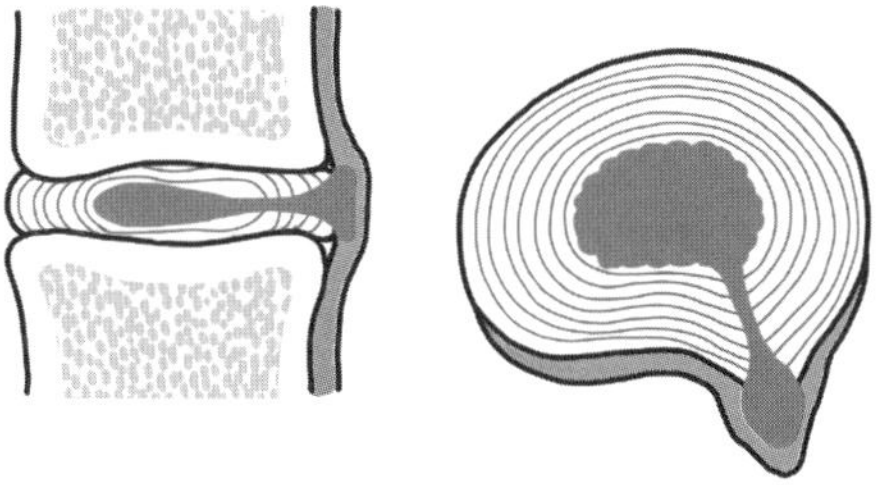

靭帯穿破脱出型

髄核が後縦靭帯も
突き破っている状態

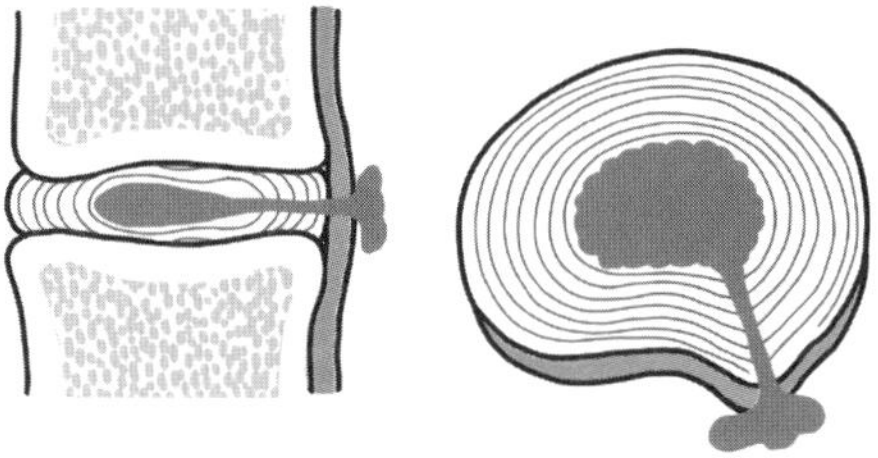

遊離脱出型

髄核が元の椎間板から
遊離して脊柱管内に
転移している状態

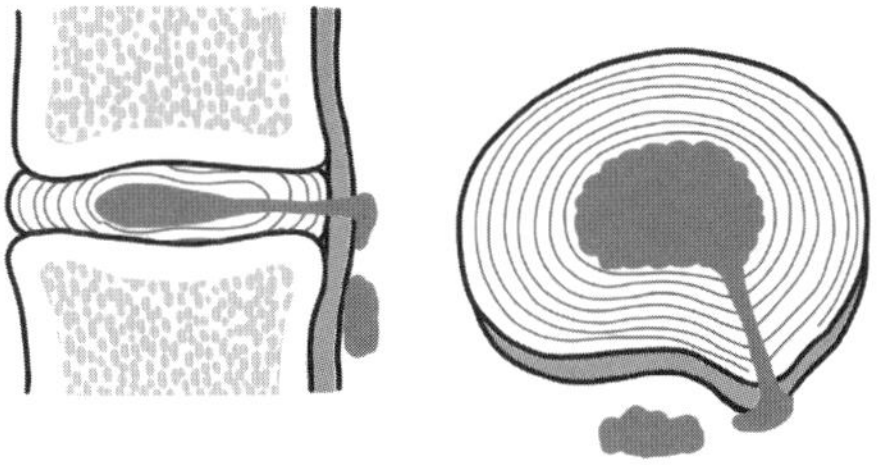

コンドリアーゼ（ヘルニコア）の効果

コンドリアーゼ（ヘルニコア）は、後縦靭帯下脱出型のヘルニアに適応します。
手術をせずにすみ、1回の注射で効果が期待できます。
体への侵襲が少なく、安全性が高いので、患者さんの希望も多くなっています。

投与前（イメージ）

コンドリアーゼのメカニズムは、約80%の椎間板内の保水能力を低下させ、圧排を軽減させるというものです。

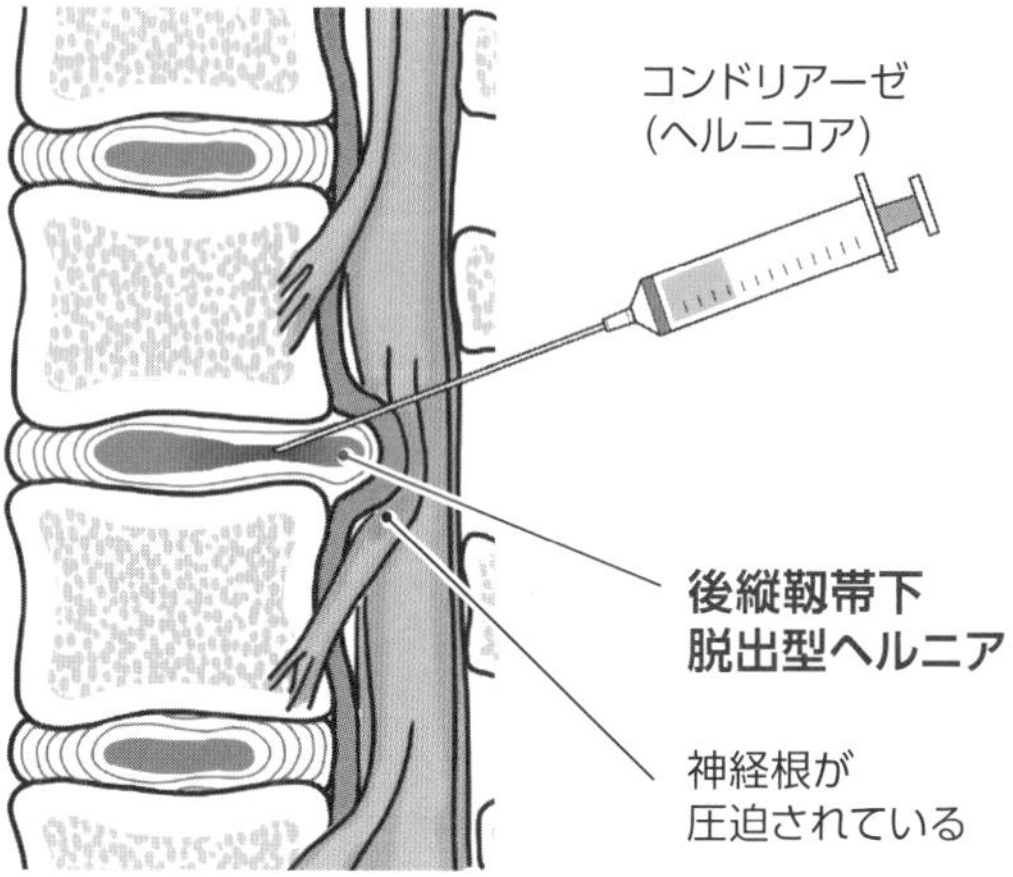

投与後（イメージ）

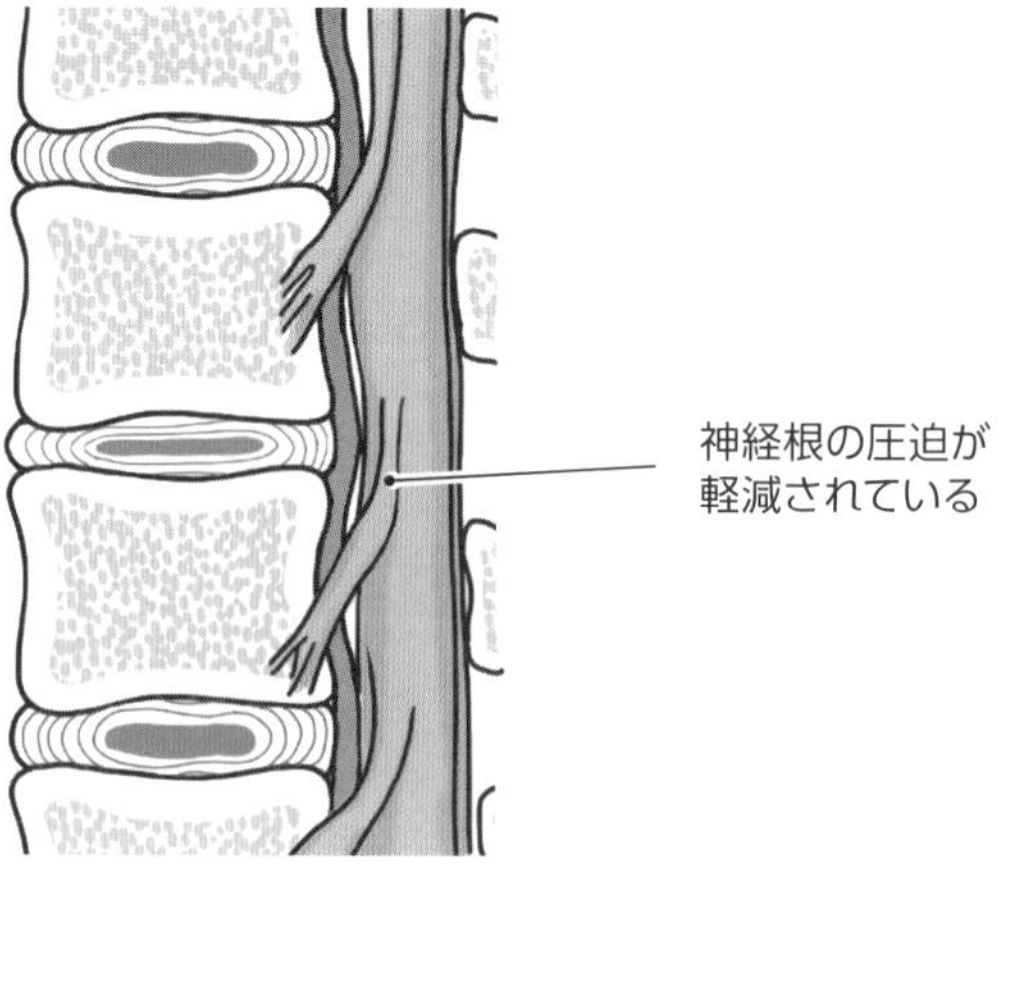

靭帯穿破脱出型と遊離脱出型のヘルニアの場合、人体に備わる免疫機能がヘルニアを異物とみなして、免疫細胞が吸収し、消滅する可能性が高いことがわかっています。

Q 腰椎椎間板ヘルニアは、どんな症状が出るのですか？

A 腰の痛みのほか、咳などで強い痛みが生じ、足にしびれが出たりします。

腰椎椎間板ヘルニアの症状としては、腰に痛みが出るほか、咳やくしゃみをすると、ズキンと響くような強い痛みが生じます。太ももから足にかけて電気が走るような痛みやしびれが出る、坐骨神経痛の症状が現れる場合も多くあります。脊髄から出ている神経は、腰だけでなく足にも長く伸びているため、下肢にも症状が出るのです。

症状が強くなると、足に力が入らなくなったり、片足をひきずったり、前かがみができなくなったりすることもあり、また、痛みを避けようと、左右どちらかに体が曲る疼痛性側弯という症状が出る場合もあります。まれにですが、排尿や排便の障害が出ることもあります。

COFFEE TIME

坐骨神経痛とは

脊髄から枝分かれした坐骨神経は、腰椎と仙骨からお尻と太ももを通り足まで延びていき、1ｍもの長さになります。この坐骨神経の通り道に痛みが出ることを坐骨神経痛と言います。坐骨神経痛は病名ではなく、頭痛のような症状名です。

坐骨神経痛が生じる原因としては、腰椎椎間板ヘルニア、脊柱管狭窄症、腰椎分離症、梨状筋症候群、股関節疾患などいろいろです。胃など内臓の病気や子宮筋腫など婦人科系の病気、泌尿器科の病気が原因で起きる場合もあります。

坐骨神経痛が出る部位の例

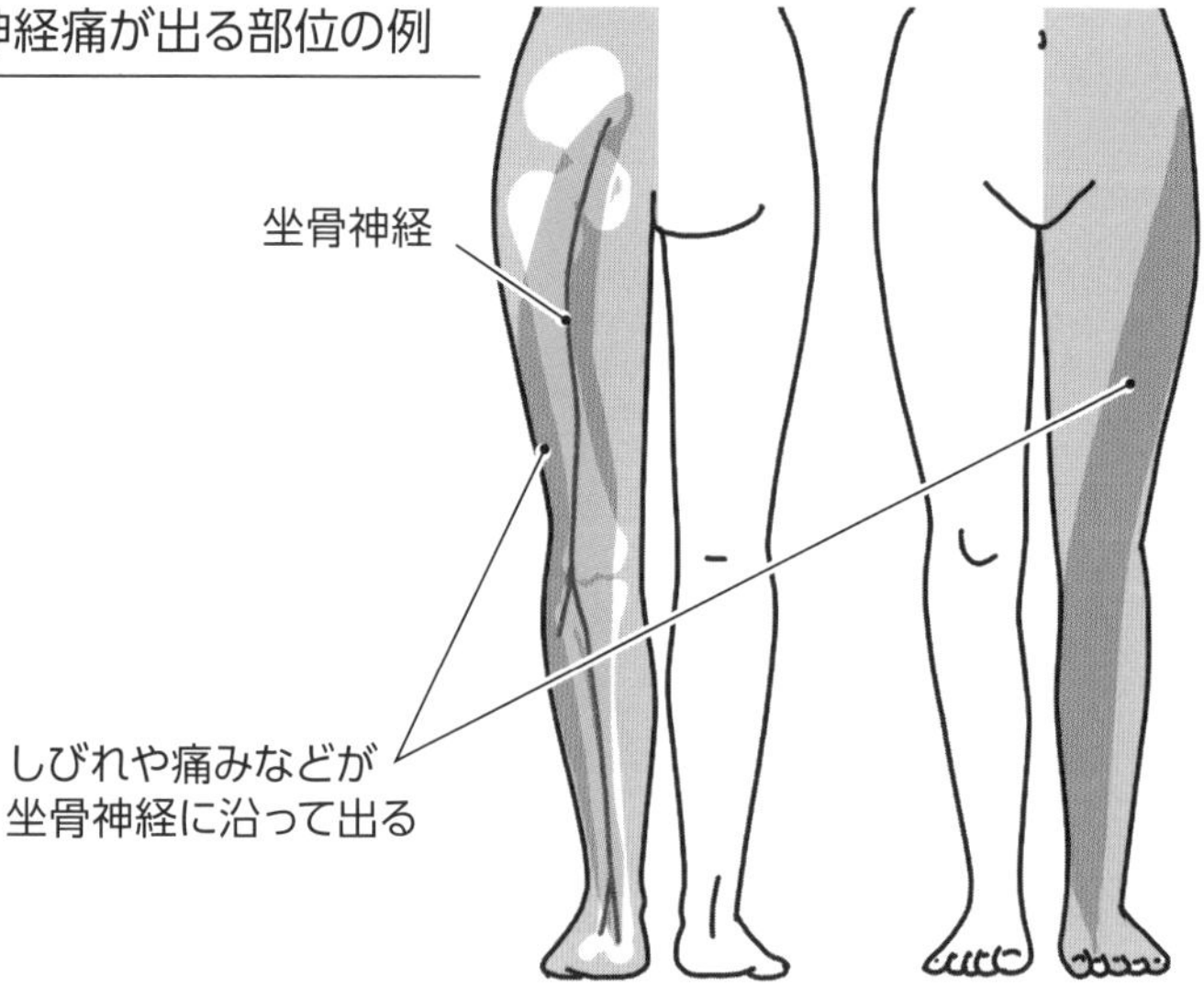

Q どうして腰椎椎間板ヘルニアになってしまうのですか?

A 腰の酷使、加齢、喫煙、遺伝など原因はさまざまです。

腰を酷使する仕事の人は、椎間板に負担がかかり、髄核が飛び出しやすくなります。たとえば、介護士や保育士、引っ越し業者、宅配業者などです。

また、前かがみなど腰に悪い姿勢を長時間続ける職種の人もなりやすく、デスクワーク、バスやタクシーの運転手などがあてはまります。比較的働き盛りの20~30代の男性が多く発症すると言われています。

スポーツ選手も腰椎椎間板ヘルニアになるケースが多く見られます。ゴルフや野球など腰に負担のかかるスポーツやラグビー、柔道など激しいスポーツでも発症し、10代の選手でも腰椎椎間板ヘルニアになることがあります。

腰の酷使のほか、加齢が原因の場合もあります。髄核は80%が水分なのですが、年齢を経るにつれ水分が失われていきます。衝撃に対してクッションの働きをしている椎間板の柔軟性が徐々になくなってしまうので、高齢になるほど小さな衝撃でも髄核が飛び出しやすくなってし

腰椎椎間板ヘルニアになりやすい人のイメージ

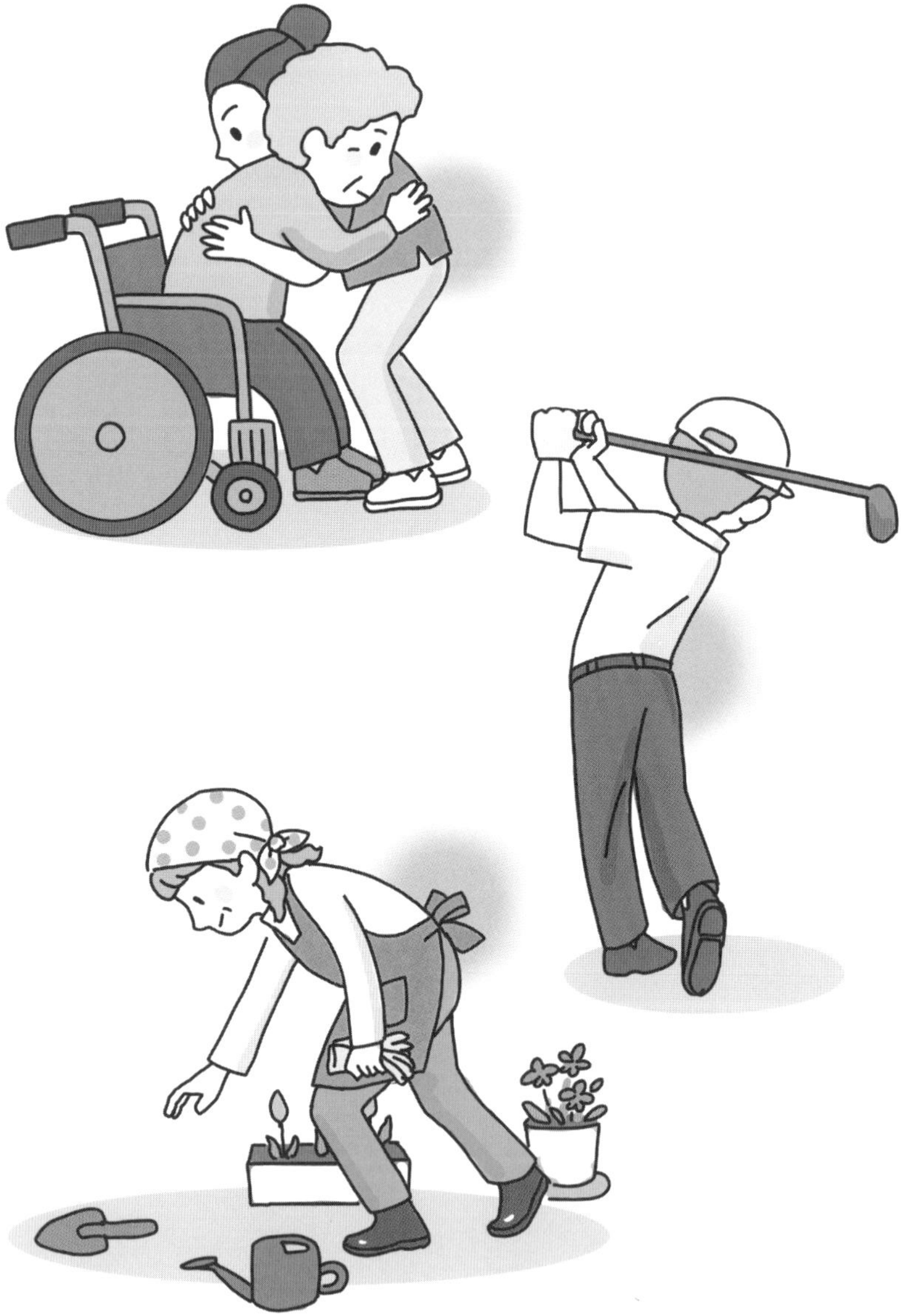

まうのです。床のものを取ろうとしただけで発症したり、寝て起きたら歩けないほどの痛みになっていたという患者さんもいます。

したがって、腰椎椎間板ヘルニアの発症のピークは、20〜30代と50〜60代の二つに分かれています。

そのほか、喫煙習慣や遺伝的要因が腰椎椎間板ヘルニアの発症に関係しているという報告もあります。

Q 腰椎椎間板ヘルニアかどうか、どのように診断するのですか？

A 足を挙げて痛みが出るのかを調べるテストやMRIなどで診断します。

腰椎椎間板ヘルニアかどうかを診断するための簡単な検査としては、膝を伸ばしたまま床に手をつけた時、お尻や足まで痛みが走るかどうかを調べる前屈検査があります。

また、基本的検査として、仰向けに寝て膝を伸ばしたまま足を挙げて、神経痛が現れるかどうかを調べるSLRテスト（下肢伸展挙上試験。ラセーグテストとも言います）があります。70度の角度までに痛みが出れば、腰椎椎間板ヘルニアの疑いがあります。

SLR テスト（ラセーグテスト）

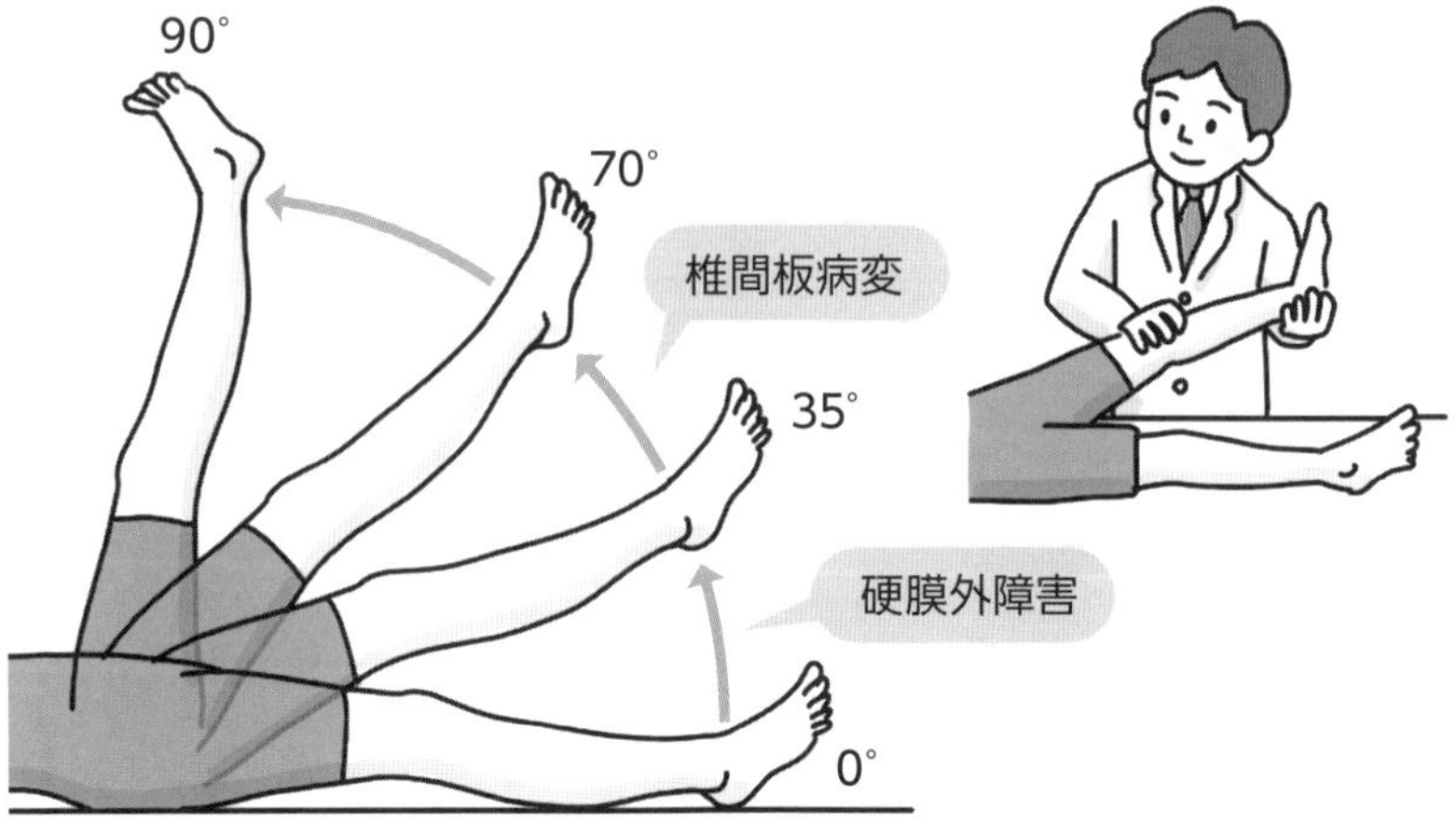

さらに、脊髄から出ている神経根それぞれが支配する領域は決まっているので、足趾の筋力や感覚低下を調べたり、膝やアキレス腱をたたいて腱反射を調べたりすることで、ヘルニアの発生部位を推測することができます。

ヘルニアの発生部位を正確に把握するためには、ＭＲＩ（磁気共鳴画像）検査を行います。ＭＲＩ検査は強い磁石と電波を利用して、人体のさまざまな断面を撮影します。腰椎部分を撮影してヘルニアを確認します。

Q MRIでもわからない場合は、どうするのですか？

A 神経根ブロック、椎間板造影、脊髄造影などの検査を行います。

MRIでもはっきりわからない場合は、神経根ブロック、椎間板造影、脊髄造影などの検査を実施することがあります。

神経根ブロックは、腰椎の神経根の周囲に直接針を刺して麻酔などの薬剤を注入して痛みをやわらげる方法ですが、神経根一本一本が足の特定の場所を支配しているため、どの神経根が痛みの原因になっているのかを特定するのにも役立つのです。いつもの痛みがなくなったか、いつもと違う場所に痛みが走ったか、いつもの痛みがまったく改善されなかったかなどで、痛みの部位の特定の参考にします。

椎間板造影（ディスクグラフィー）は、椎間板内に針を刺し、2㎖ほどの造影剤を注入してヘルニアの部位を診断します。MRIでは難しい外側ヘルニア（脊柱管の外にあるヘルニア）などの診断に有効です。脊髄造影（ミエログラフィー）は、腰椎の硬膜に針を刺し、ヨード造影剤を注入し、脊柱管内の神経の圧迫や腫瘍の位置を確認するための検査です。

Q 腰椎椎間板ヘルニアの治療には、どんな方法があるのですか？

A 薬物療法やコルセット、運動療法など保存療法が基本です。

大きめのヘルニアであっても、数か月で体内に吸収されて自然に治る症例も少なくありませんので、保存療法が基本となります。強い痛みのある初期は安静にして、消炎鎮痛剤などの薬物療法を行います。仕事や家事を休めず安静にしていられない場合は、コルセットを着用して腰を保護します。

以前は痛みがやわらいで回復期に入ったらリハビリなど運動療法を始めるとされていましたが、今は強い痛みがおさまったら、できるだけ早く運動したほうがいいと指導しています。特に高齢者の場合、腰痛によって運動量が少なくなって、寝たきりになる可能性があります。早めにリハビリを行うとよいでしょう。

運動は軽いストレッチやプールの歩行などから始め、腰椎の安定のために腹筋や背筋を鍛える運動などが効果的です。運動療法は、腰に負担の少ない運動から始め、悪化しないことを確かめながら、段階を追って負荷を高めていく必要があります。自己流ではなく、医師や理学療法士など指導者の指示に従って行ってください。

そのほか、日常的に腰に負担をかけない正しい姿勢を心がけることも重要です。

また、薬物療法では消炎鎮痛剤のほかに、痛みを中枢神経からコントロールする新薬が次々と出ています。プレガバリン（商品名リリカ）という薬は、痛みを伝える神経伝達物質の過剰放出を抑えて、痛みをやわらげます。激痛に効く薬もあります。

そのほか、オピオイドという薬も使えるようになりました。麻薬を含む鎮痛剤で、従来はがん治療にしか使えなかったのですが、腰痛など長期間痛みが続く症状にも使えるようになったのです。強力な鎮静作用があり、長期間の服用で薬物依存症になる心配があるとされていますが、医師が服用量をコントロールし、服用をやめるタイミングを誤らなければ問題ありません。

腰椎椎間板ヘルニアは自然に治る可能性も高いので、当初の強い痛みが薬物療法によっておさまれば、日常生活への影響が少なくなり、回復までの期間を辛い思いをしなくてすみます。

新薬の誕生は、腰椎椎間板ヘルニアの患者さんにとって朗報なのではないでしょうか。

Q どんな場合に手術が必要になるのでしょうか？

A 保存療法を6週間行っても改善されない場合などです。

ヘルニアを切除する手術が検討されるのは次のようなケースです。

・保存療法を6週間行っても痛みやしびれなどの症状が改善されず、強い痛みのため日常生活が著しく制限される場合。

・肛門がしびれる、尿失禁が起きるなど排泄機能の低下を伴うヘルニアの場合。手術が遅れると、排泄機能が元に戻らなくなるので早期の手術が必要です。

・足のつま先がダラリとして持ち上がらない、階段を降りる時に膝がガクガクするといった重大な神経麻痺症状がある場合。手術が遅れると、痛みは取れますが麻痺が残ってしまいます。

・ヘルニアに骨棘《こっきょく》が合併している場合。椎間板がつぶれて上下の椎体同士がぶつかって、関節がすり減り、靭帯付着部で尖ってきたものを骨棘と言います。ヘルニアと共に骨棘が神経を圧迫していると、骨棘の切除も必要になります（ＰＥＤが適応します）。

・ヘルニアが硬く、骨化している場合。当院では、このような患者さんが多く来院されます。

そのほか、症状がおさまるまで仕事を休んでいられない、早期に復帰したいという患者さんの強い希望で実施する場合もあります。

Q 手術後、社会復帰までどのくらい時間がかかるのですか？

A 日帰り手術も可能になっています。

従来の切開手術のほか、体に負担の少ない内視鏡を使ったＭＥＤ（メド・内視鏡下椎間板ヘルニア切除術）やＰＥＤ（ペド・経皮的内視鏡下椎間板ヘルニア摘出術）などが行われるようになっています。

全身麻酔で行う切開手術では１～３週間程度の入院が必要になります。体に負担の少ない内視鏡を使ったＭＥＤも全身麻酔で行いますので、１～２週間の入院になってしまいます。

しかし、局所麻酔で行うＰＥＤは、傷口が１㎝弱ですみ、手術１～３時間後には歩行ができるようになり、その日か翌日に退院が可能です。ＰＥＤならば１週間程度の自宅療養で社会復帰できます。忙しい日々を過ごす人たちにとって、入院しないですむ日帰り手術は多くのメリットがあります。次章で詳しく説明しますので参考にしてください。

第2章

体にやさしい最先端ヘルニア手術「PED」

最先端手術「PED」とはどんなものなのか、他の手術に比べてどんな点が優れているのかを知っておきましょう。

さらに、再発予防のエクササイズも紹介します。

Q 腰椎椎間板ヘルニアの手術には、どんな種類があるのですか？

A 切開する従来の方法と内視鏡を用いた方法があります。

基本はＬＯＶＥ法（ラブ法）という切開手術です。

ＬＯＶＥ法は、全身麻酔をかけたうえで、背中側から皮膚を4～6㎝切開し、椎骨を削り、神経を圧迫しているヘルニアを取り出します。医師が直接見ながら行う手術法ですが、手術用顕微鏡を用いながら行うマイクロＬＯＶＥ法もあります。

手術時間は60分弱ですが、神経がよく見えるように筋肉を剥がしたり、椎弓や黄色靭帯などを大きく切除したりするので、手術後に痛みが残ったり、背骨が不安定になるケースもあります。入院期間も1～3週間必要になり、社会復帰に1か月前後かかります。

また、先にも述べたように、内視鏡を用いた手術にはＭＥＤとＰＥＤがあります。小さな孔から細い管を挿入し、管の中に内視鏡を通し、専用の手術器具でヘルニアを切り取る方法です。内視鏡を用いた方法は、傷口が小さく体に負担をかけないため回復が早く、社会復帰も早くできるので普及が進んでいます。

Q レーザー治療もあると聞きましたが……。

A レーザー治療の有効性が明らかではないので推奨できません。

椎間板ヘルニアに対するレーザー治療とは、皮膚に小さな孔を開けてレーザー管を入れ、椎間板の内部まで進入して髄核をレーザーで焼いて蒸散させ、空洞になった内部に外に押し出されていたヘルニアを引き戻すという方法です。しかし、その有効性については明らかになっていません。医療事故の報告もあり、現在のところ推奨される治療法ではないと考えています。日本整形外科学会の腰椎椎間板ヘルニア診療ガイドラインでも否定的な評価となっています。

Q MEDとは、どんな手術なのですか？

A 外筒管を脊椎に挿入し、内視鏡を通し、ヘルニアを切除します。

外科手術の場合、一般的に切開する部分が短くなるに従い、外から入る光が少なくなり、視野が狭くなって、手技の確実性が減少します。顕微鏡を使った術式も、外から光を入れて手術するので、ある程度広く切開しなければなりません。しかし、内視鏡を用いた手術ならば、内視鏡先端に照明がついているので、切開部分が小さくてすむのが特徴です。

ＭＥＤは、全身麻酔をかけたうえで、Ｘ線透視下で背中側に２㎝ほど切開し、直径18㎜の外筒管を脊椎に垂直に挿入します。Ｘ線透視とは、透視画像をデジタル変換してリアルタイムでモニター画像で見ることができる方法です。

外筒管の中に内視鏡と専用の手術器具（小さなハサミなど）を入れ、内視鏡が映し出すモニター画像を見ながら、ヘルニアを切除します。最小限の椎弓を削り、黄色靭帯を切り開いて、ヘルニアを取り出します。

入院期間は３日ほど、傷口は２㎝程度とＬＯＶＥ法の半分以下で、手術翌日にはベッドから起き上がれます。椎弓や黄色靭帯の切開は最小限なので、手術後の痛みもほとんどありません。

Q PEDとは、どんな手術なのですか？

A 椎間板に直径8㎜の管を挿入し、専用手術器具でヘルニアを切除します。

ＰＥＤは、多くは局所麻酔で行います。Ｘ線透視下で、ＭＥＤよりも細い８㎜の外筒管を椎間板に挿入します。外筒管の中に直径２㎜の超小型カメラを搭載した内視鏡とヘルニアを切り取る専用器具を入れ、内視鏡が映し出すモニター画像を見ながら、専用器具でヘルニアを直接つまんで切り取ります。

ＰＥＤの場合、手術中は外筒管から生理食塩水を還流させて、その水圧で止血していますから、神経や血管がクリアに見えるほか、炎症を抑え、感染症のリスクを下げます。また、脊椎を通る神経は脳脊髄液に守られていますが、ＰＥＤは還流水によって神経が空気に触れずにすむので、神経にもやさしく、非常に安全性の高い手術となっています。

そして、椎骨の隙間（椎間孔）からアプローチするため、骨や筋肉などをほとんど傷つけません。このようにＰＥＤは体への負担が少なく、日帰り手術が可能なのです。

ＰＥＤは「経皮的内視鏡下椎間板ヘルニア摘出術」と言いますが、経皮的とはメスなどで大

PEDの手技の基本

1 内視鏡の進入路の椎間孔
（神経根の通路）を広くする。
この操作は必ずしも必要ない。

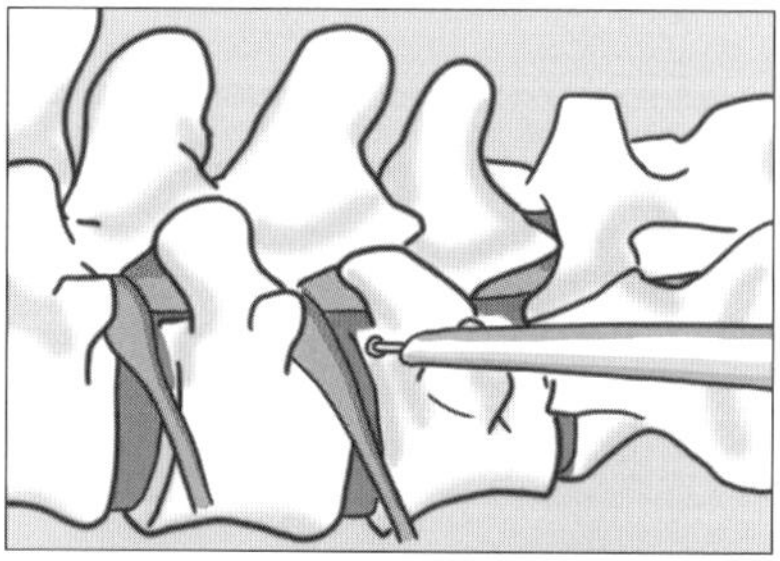

2 ダイヤモンドバー（ドリル）で
関節突起の一部を切除すると、
椎間孔から余裕をもって
脊柱管内にカメラが入る。

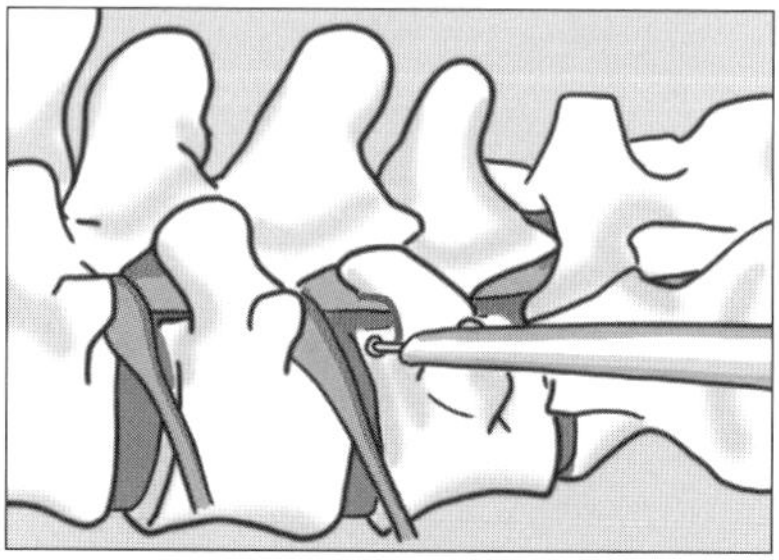

3 カニューラの先端を尾側に向けて、
椎間板ヘルニアと馬尾神経の間
（後縦靭帯の腹側）に
カメラを挿入する。

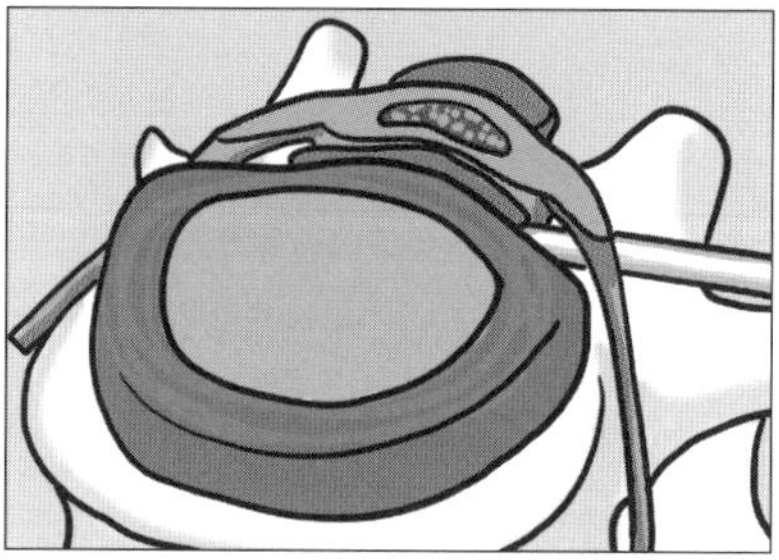

4 鉗子などの特殊な道具を用いて
椎間板ヘルニアを切除する。

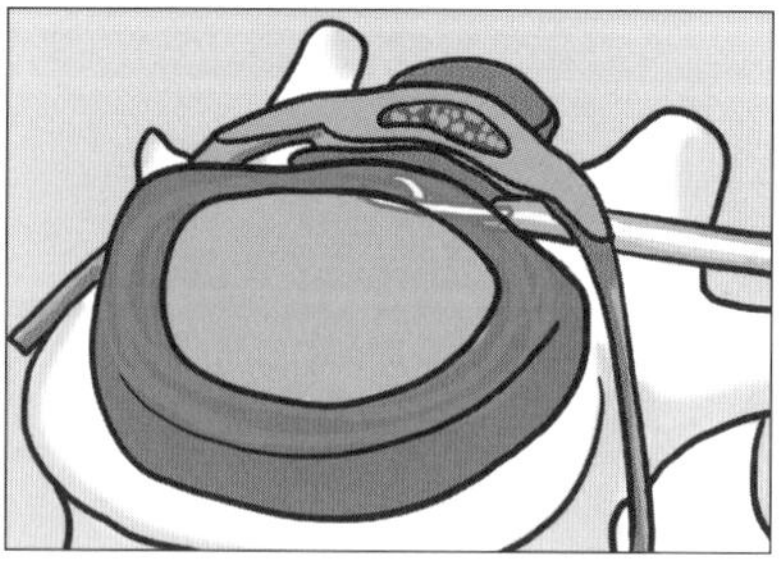

きな切開をせずに皮膚を通して治療を行うという意味です。ＰＥＤはまさに８㎜程度の皮膚の切開だけという画期的な方法です。傷口も一針縫うだけ。体の負担が少ない手術で、専門的には低侵襲手術と言います。

Q MEDとPEDの違いを教えてください。

A PEDは傷口がより小さく、日帰り手術が可能な点が大きな違いです。

ＭＥＤは約２㎝切開して18㎜の外筒管を入れますが、ＰＥＤはその半分の１㎝弱の切開で８㎜の外筒管を入れます。外筒管の細さが決定的に違います。傷口が小さいほど、体への負担が少なくなるのは当然で、ＰＥＤはＭＥＤよりも出血や痛みが少なくなっています。

そして、ＰＥＤは外筒管の細さを利用して、椎体と脊柱管の隙間である椎間孔からアプローチしてヘルニアを切除するため、椎弓を削らなくてすみます。

ＬＯＶＥ法もそうですが、ＭＥＤも背骨の真上からアプローチするため、椎弓を削らなければ椎間板に到達できませんが、ＰＥＤはその必要がなく、体への負担がかなり軽減されます。

手術を行う面積も、ＭＥＤに比べて４分の１の大きさです。還流水によって止血されているこ

代表的な手術方法の比較

	LOVE法	MED	PED
1 傷口	4～6cm	18～20mm	約6～8mm バンドエイド程度の傷で可能
2 麻酔	全身麻酔	全身麻酔	多くは局所麻酔
3 出血	少量	わずか	ほとんどなし
4 手術時間	50分程度	60～90分程度	30～90分程度
5 切除範囲	筋・椎弓・黄色靭帯を大きく切除	最小限の椎弓・黄色靭帯を切除	ヘルニア以外ほとんど切除なし
6 入院期間	1～3週間	3～6日	日帰りか1日
7 術後安静	2日程度のベッド上での安静	翌日に起立開始	2時間後には歩行可能
8 術後の痛み	あり	少ない	ほとんどなし
9 社会復帰	1か月程度	2週間程度	1週間程度

とも特徴です。

麻酔もほとんどの場合、全身麻酔ではなく、体への負担の少ない局所麻酔でOKです。このように、PEDは体にやさしい手術なので、日帰り手術が可能となっています。また、専門的な分類ですが、諸外国ではMEDは直径18㎜あり、内視鏡以外に顕微鏡やルーペなどの拡大鏡を入れて行うこともあるため、筒の中での手術（tubural surgery）に分類され、PEDは内視鏡だけで手術するため全内視鏡手術（full-endoscopic surgery）とされています。

Q PEDの手技の種類を教えてください。

A 経椎間孔アプローチや後側方アプローチなどがあります。

①経椎間孔アプローチ
椎間孔は椎体と脊柱管の間の隙間の孔のことで、安全な三角（セーフティ・トライアングル）と呼ばれているゾーンです。体幹の側面から椎間孔の内部に外筒管を挿入して内視鏡を通す方法を、経椎間孔アプローチ（transforaminal 法）と言います。

神経に触れるリスクが少ないので、術後の神経癒着や神経障害の心配がほとんどありません。

体幹の側面からアプローチするため、太っていたり痩せていたりなど体形の差に関係なくアプローチが可能です。

②後側方アプローチ

背中から30~45度斜めに外筒管を挿入して、椎間孔に到達し、椎間板の後側方からヘルニアにアプローチする方法を、後側方アプローチ（posterolateral 法）と言います。第1腰椎~仙骨（L1~S1）までアプローチが可能ですが、第5腰椎と仙骨（L5とS1）間に生じたヘルニアの場合、骨盤が高いとアプローチが難しくなり、仙骨の椎弓の一部を削る必要が出てくるケースもあります。

③ハンド・ダウン・アウトサイド・イン法

私が開発したオリジナル手技で、後側方アプローチと経椎間孔アプローチを組み合わせたハンド・ダウン・アウトサイド・イン（hand down outside in）法があります。

より安全性の高い後側方アプローチで椎間孔まで進入し、徐々に内視鏡を下げていき（ハンドダウン）、経椎間孔アプローチにしていきます。直接ヘルニアのみを摘出できるので、線維輪と髄核の温存を図れます。

④経椎弓間アプローチ

椎弓とは脊髄を後ろから保護している弓のような形をした骨で、ヘルニアのある椎間板の上

PEDの手技の種類

経椎間孔アプローチ
（トランスフォラミナル法）

体幹の側面から進入する

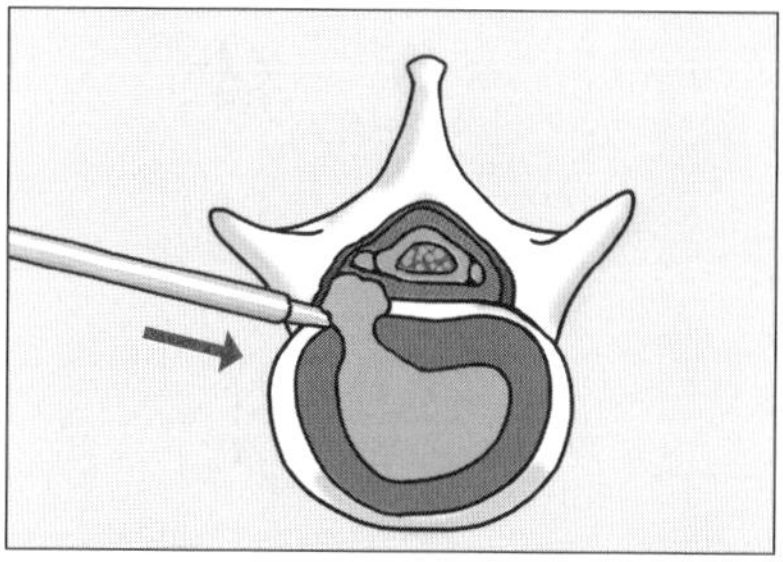

後側方アプローチ

手術野の関係で、
通常より外側から進入する

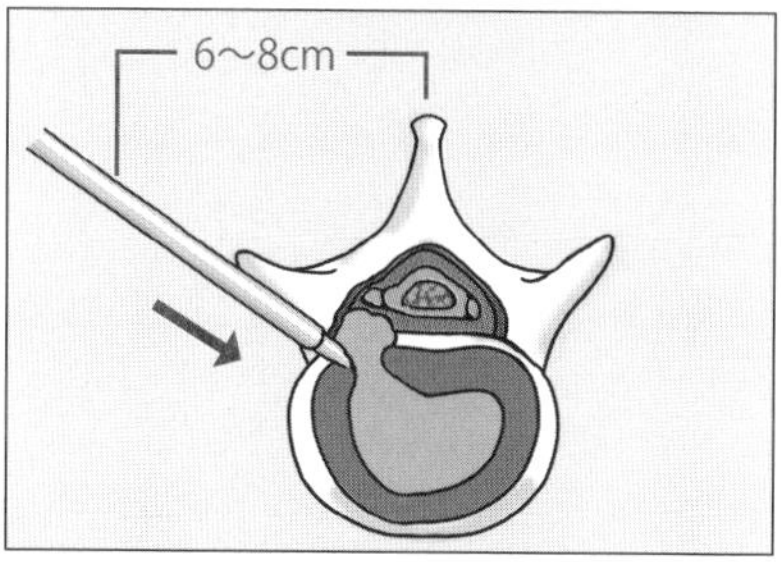

ハンド・ダウン・
アウトサイド・イン法

後側方アプローチで進入し、
徐々に内視鏡を下げていく

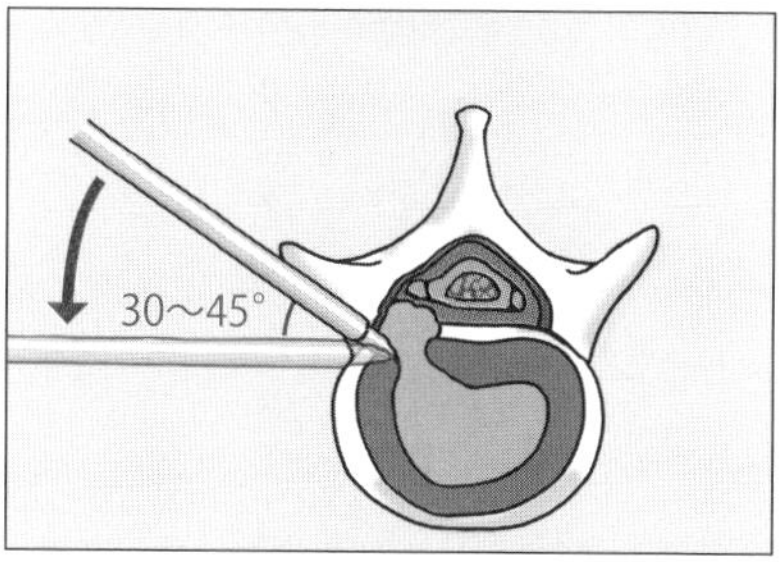

経椎弓間アプローチ
（インターラミナル法）

背中側から垂直に進入する

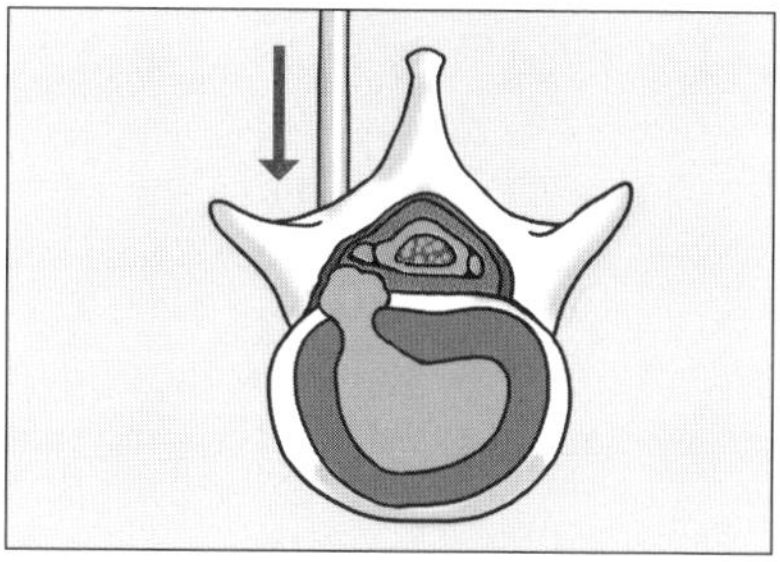

下の椎弓の間から外筒管を挿入します。この方法を経椎弓間アプローチ（interlaminar 法）と言います。筋肉などの切除はほとんど行わないので、体に負担はかかりません。

Q MEDやPEDの手術例は、どのくらいあるのですか？

A MEDとPEDともに年間1万人以上の人が受けています。

ＭＥＤは日本で独自に発展してきた手術法です。ＰＥＤは海外で多く行われていて、ドイツを中心とした欧州で発展しましたが、現在は日本、中国、韓国と、アジア圏が世界をリードしています。ＰＥＤは２００３年に私が国内に初めて導入し、普及を進めていますが、ＭＥＤよりも高度な手技が必要であり、専門医が少ないという事情があります。ＭＥＤとＰＥＤは、整形外科、脳神経外科では年間それぞれ1万人以上が受けており、その急増ぶりは著しいものがあります。

ＭＥＤやＰＥＤを受ける場合、手術には高度な手技が必要になりますので、脊椎内視鏡下手術・技術認定医として日本整形外科学会に登録されている医師を選ぶことが大切です。詳しくは第6章を参照してください。

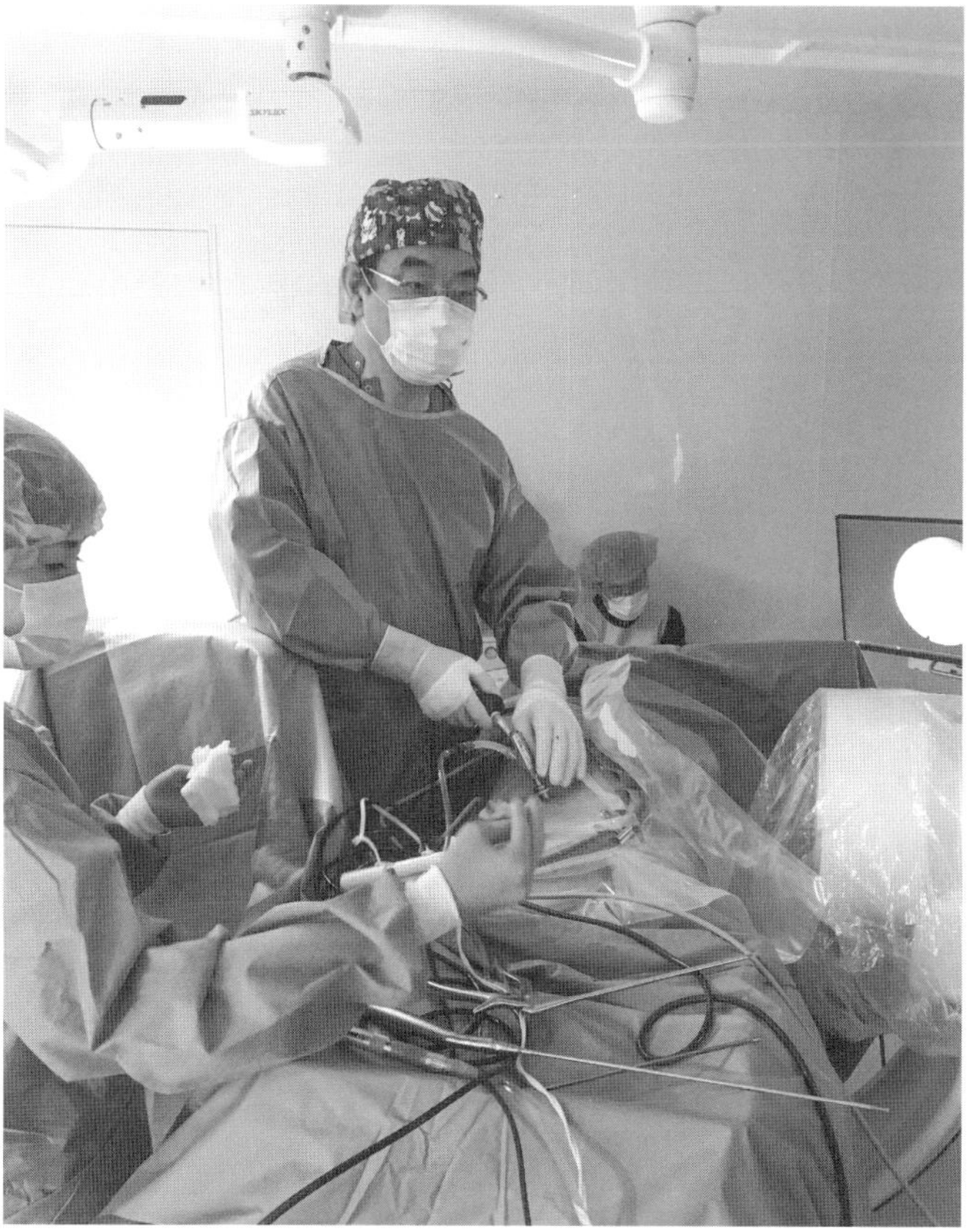

モニター画面を見ながら手術する著者

Q PEDの長所は何でしょうか？

A 日帰り手術ができる、多くは局所麻酔で安心、傷口が小さいなどです。

他の手術と比較して、ＰＥＤの長所を箇条書きで挙げてみます。

①日帰り手術ができる

現代人は多忙です。１週間程度の入院であっても、会社員であれば自分の担当する仕事を整理して、休職中に仕事を代わってくれる同僚に引き継ぎをしなければなりません。管理職になれば、長期の不在は部署全体への影響が出てきます。経営トップともなれば、入院中の経営判断の遅れが取り返しのつかないことにもなりかねません。

また、自営業であれば、入院が長引くほど復帰が遅れ、収入の減少に直結します。家庭の主婦も、小さな子どもがいたり、両親の介護をしていたりすれば、家族の世話を親類などに頼まなければいけないでしょう。

そのような人たちにとって、手術当日に帰宅できる日帰り手術は、好ましい選択肢となっています。回復が早く、社会復帰も早くできます。入院手続きの煩わしさもなく、病院で寝るよりも自宅やホテル（自宅が遠方の場合など）で休んだほうが精神的に快適なはずです。

また、高齢者にとって離床スピードの速さは大切です。入院が長くなるほど筋肉は衰えていきますが、1日でも早くリハビリを始められれば、身体機能の回復が期待できるでしょう。

職場への復帰は、手術翌日すぐにというわけにはいきませんが、事務職ならばパソコンなどIT機器を活用して自宅で静養しながらスムーズに復帰することができるでしょう。

②多くは局所麻酔で安心

局所麻酔は全身麻酔に比べて体への負担が少なく、安全性が高い点がメリットです。

そして、局所麻酔は、痛みは感じませんが意識は残っています。うつらうつらすることはあっても、全身麻酔のように意識を失うことはありません。

ですので、患者さんは内視鏡が映し出すモニターを見ながら、手術を受けることができるのです。自分の体の中でどんな手術が行われているのかを、リアルタイムで自分の目で確認できます。私は手術中にモニターを見ている患者さんに「今、ヘルニアを取っています」などと状況を説明したりします。これは究極の情報公開、インフォームド・コンセントなのではないでしょうか。ちなみに、当院では、手術室の外で待機しているご家族もモニター画面が見られるようになっています。

そして、患者さんの意識があることは、手術をする医師にとってもメリットがあります。「痛みはないですか」と聞いて麻酔が効いているかチェックしたり、局所麻酔中毒が起きると声がだんだん遠くなっていくので、「私の声が遠くなっていませんか」と聞いて確かめたりすることができます。また万が一、神経を傷つけてしまうと足が動かなくなるので「足は動きますか」と確認しながら手術を進められます。

③傷口が小さい

切開するのはたった1㎝弱ですから、体への負担が小さくてすみます。術後に一針縫うだけで、傷口は自然にふさがれ、ほとんど気づかないくらい目立ちません。女性にとっては美容上、大きなメリットだろうと思います。水着になってプールで泳いでもわからないほどの傷です。旅行先で温泉に入ったり、スポーツジムでお風呂に入ったりする場合なども、まったく気後れせずにすみます。

④保険が適用される

ＰＥＤは最先端の医療機器を使用し、高度な手技が必要な手術です。どの病院でも、どの整形外科医でもできるというわけではありません。したがって、アメリカでは手術費用が自費で２００～３００万円とも言われています。日本では自由診療で１００～１４０万円程度ですが、公的な医療保険が適用されて約12～20万円（３割負担の場合）で手術が受けられます（当院での一般的な症例の場合の目安）。さらに、高額療養費の制度を使うと、年齢と収入によって決められている自己負担限度額に抑えられます。

⑤再発率が低い

腰椎椎間板ヘルニアの手術で再発率を比較すると、ＬＯＶＥ法では約10％、ＭＥＤで約５％ですが、ＰＥＤは約３％と最少です。体に負担のかかるＬＯＶＥ法に比べ、再発率が３分の１以下になります。せっかく手術しても、再発すると痛みに苦しむ生活に戻ってしまったり、再手術を余儀なくされたりします。患者さんにとっては一番避けたいことでしょう。再発率が低いことはＰＥＤの大きなメリットだと言えます。

Q　ＰＥＤでヘルニアを摘出しても再発するのは、どんな場合ですか？

A　再発率は約３％です。仕事環境が大きく影響します。

前の項で述べたように、ＰＥＤでの再発率は約３％で、ＭＥＤやＬＯＶＥ法に比べて低いのですが、それでも再発してしまう人がいるのは、椎間板ヘルニアの宿命があります。椎間板は人体で最大の無血管臓器です。内部に血管がありませんから、栄養に乏しく、細胞の増殖や修

COFFEE TIME

脊髄再生医療も始まっている

近年、目覚ましい発展を遂げている「再生医療」ですが、脊髄の再生医療も始まっています。脊髄は脳と手足をつなぐ神経回路で、脊髄神経に傷がつくと、手足が全く動かなくなったり、感覚がなくなったりします。従来は回復させる治療法はないと考えられていましたが、再生医療によって光明が見えてきました。

たとえば、大阪大学で行われている治療は、本人の鼻腔から細胞を取り出し、脊髄に直接移植する方法です。また、いろいろな細胞に分化する「幹細胞」を使った治療研究が、札幌医科大学と企業の間で進んでいます。腸骨の骨髄細胞の中の幹細胞を体外で培養することで増やし、静脈への点滴投与で体に戻すのです。また、iPS 細胞による臨床治験も慶應大学などで進められ、Muse 細胞による治験も筑波大学で行われています。

復などの作用が起きにくいのです。

つまり、椎間板には再生する力がほとんどありません。手術した痕はふさがらず、穴は開いたままの状態になります。開いている穴から再び髄核が出てきてしまう可能性があるのです。しかし、PEDは手術痕も小さいため、再発率が他の術式よりも低いのです。

また、再発には患者さんが従事している仕事環境の影響が大きく、たとえば、介護士や親を介護している人が多くPEDを受けています。

介護の仕事は腰に負担がかかることが多く、腰椎椎間板ヘルニアになりやすいのです。介護士という職業に就いている限り、腰を酷使せざるを得ないので再発も多くなります。親の介護をしている人も、昼間はヘルパーさんを頼むことができても、夜間は自分が介護しなければならないので再発してしまうことになりかねません。

同様に腰を酷使する保育士、振動する環境で同じ姿勢を取り続けるバスやトラックの運転手なども、腰椎椎間板ヘルニアになりやすく、再発もしやすくなります。

再発を防ぐには腰に負担がかからない仕事に転職するのがベストですが、誰もが簡単に転職できるわけではないので難しい問題です。

厚生労働省でも業務上疾病発生件数の6割を腰痛が占め、その大半が介護サービス業を含む保健衛生業で生じていることから、平成21年に「介護作業者の腰痛予防対策チェックリスト」が作成されました。

リフトなど介護機器の導入を推進すると共に、「介護者のための腰痛予防マニュアル」も発表しています。その中で腰痛予防の体操があるので紹介します。再発予防に効果があるでしょう（次ページ参照）。

腰を伸ばす体操

あおむけになって両手を頭の後ろで組み、
左膝を曲げて、
下半身を右側にゆっくりひねっていきます。
左膝を床につけるつもりで腰の筋肉を伸ばして、
そのまま 10 秒ほどキープし、
ゆっくり元に戻しながら膝を伸ばします。
右も同様に行います。

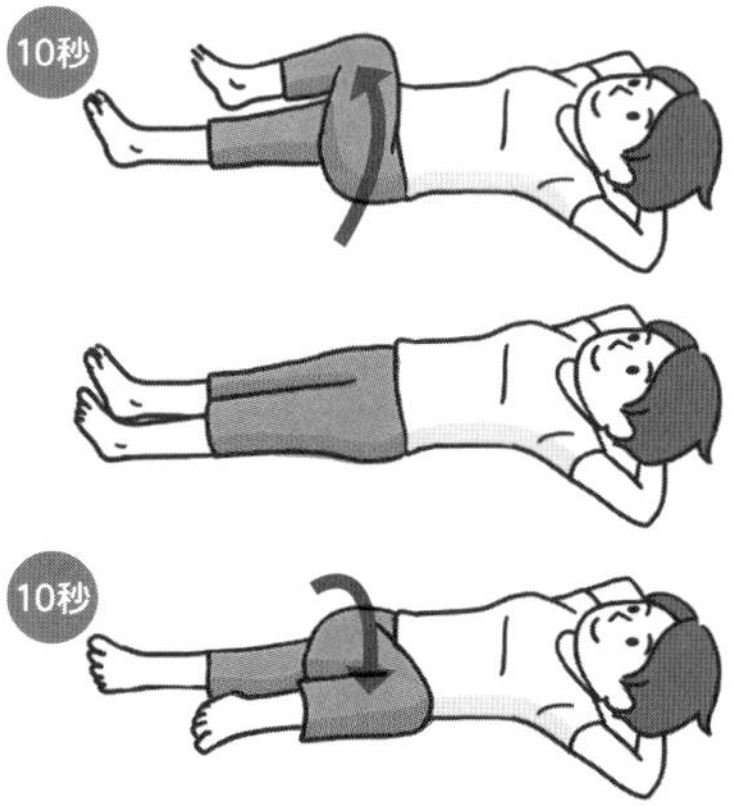

背筋を伸ばす体操

あおむけになって両膝を
両手で強く抱え込みます。
10 ～ 20 秒ほど
そのままの姿勢をキープし、
そのあと、息を吐きながら
ゆっくり膝を伸ばします。

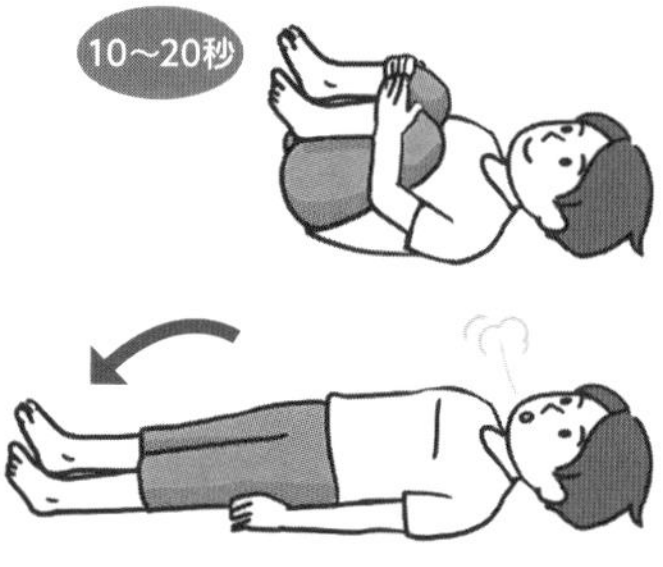

腰と背中を伸ばす体操

イスに座って足を開き、
肩と頭を両膝の間に
20 秒ほど入れてキープします。

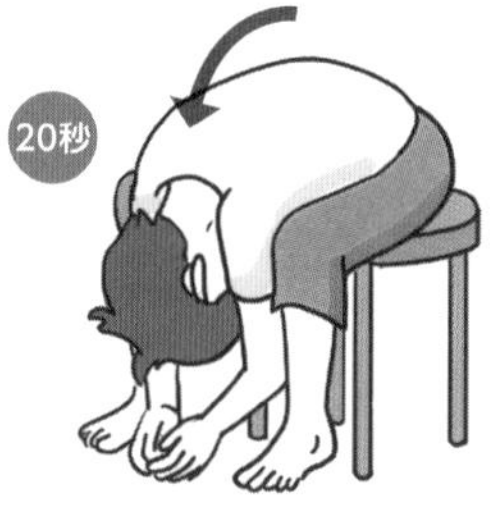

Q 先生が考案された腰痛予防のエクササイズを教えてください。

A ハムストリングスと腸腰筋の柔軟性を高める「波止場のポーズ」です。

太ももの後内側にある筋肉をハムストリングスと言い、坐骨と膝の下の骨をつないでいる筋肉です。立ったり、座ったり、歩いたりする時などに日常的に使っています。ハムストリングスが柔軟であれば、前屈しようとすると骨盤が前に倒れて、腰とハムストリングスが共に伸びます。ところが、ハムストリングスが硬くなっていると、骨盤が引っ張られて前傾しにくくなり、腰椎を大きく曲げて前屈することになり、腰への負担が増します。

そこで、ハムストリングスをやわらかくすることで、腰痛予防になるエクササイズを考案しました。片足を台に乗せ、反対の足のかかとを床につけて伸ばします。台に乗せた足のハムストリングスは収縮し、床につけた足のハムストリングスは伸びています。交互に行うことで、伸展と収縮が繰り返されて、柔軟性が回復します。

このエクササイズはハムストリングスだけでなく、腰を支える腸腰筋も鍛えることができるので一石二鳥です。腸腰筋とは腰から太ももの付け根にかけて付いている筋肉で、腸腰筋が衰

ハムストリングスと腸腰筋

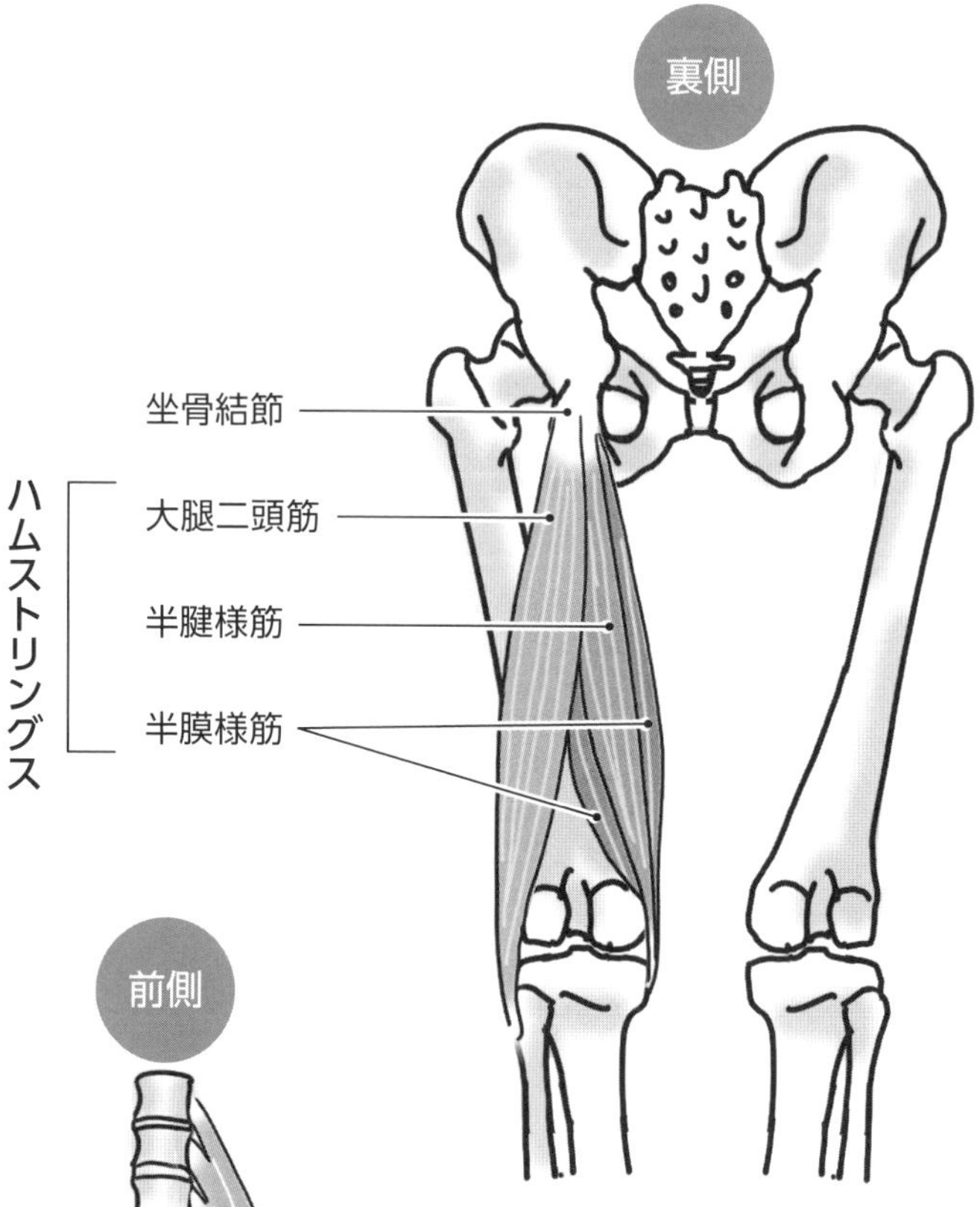

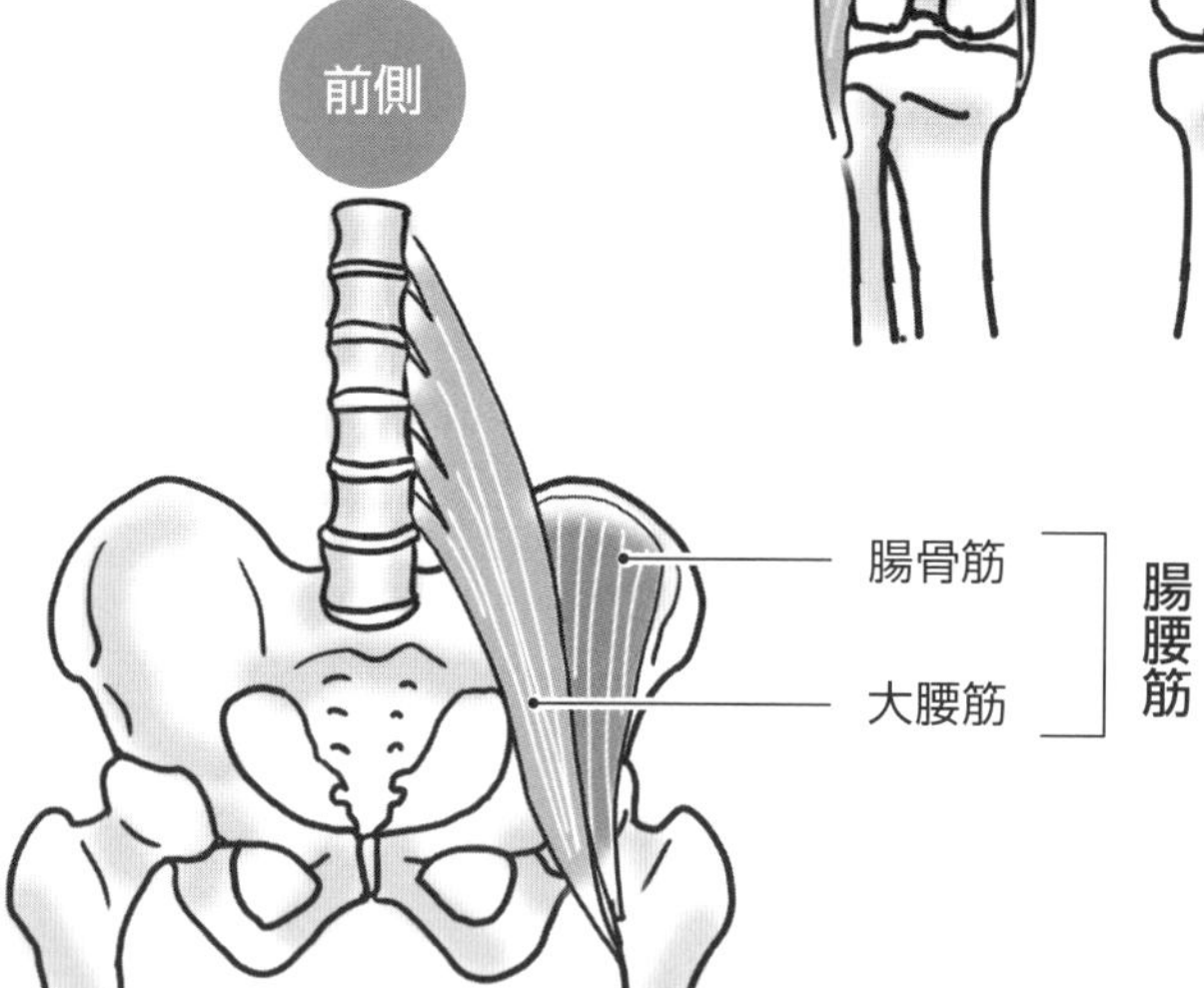

波止場のポーズ

このポーズを７秒キープ。
いったん足を下ろし、
反対の足も同様に行う。
左右交互に10回ずつ繰り返す。
１日３セット行うのがおすすめ。

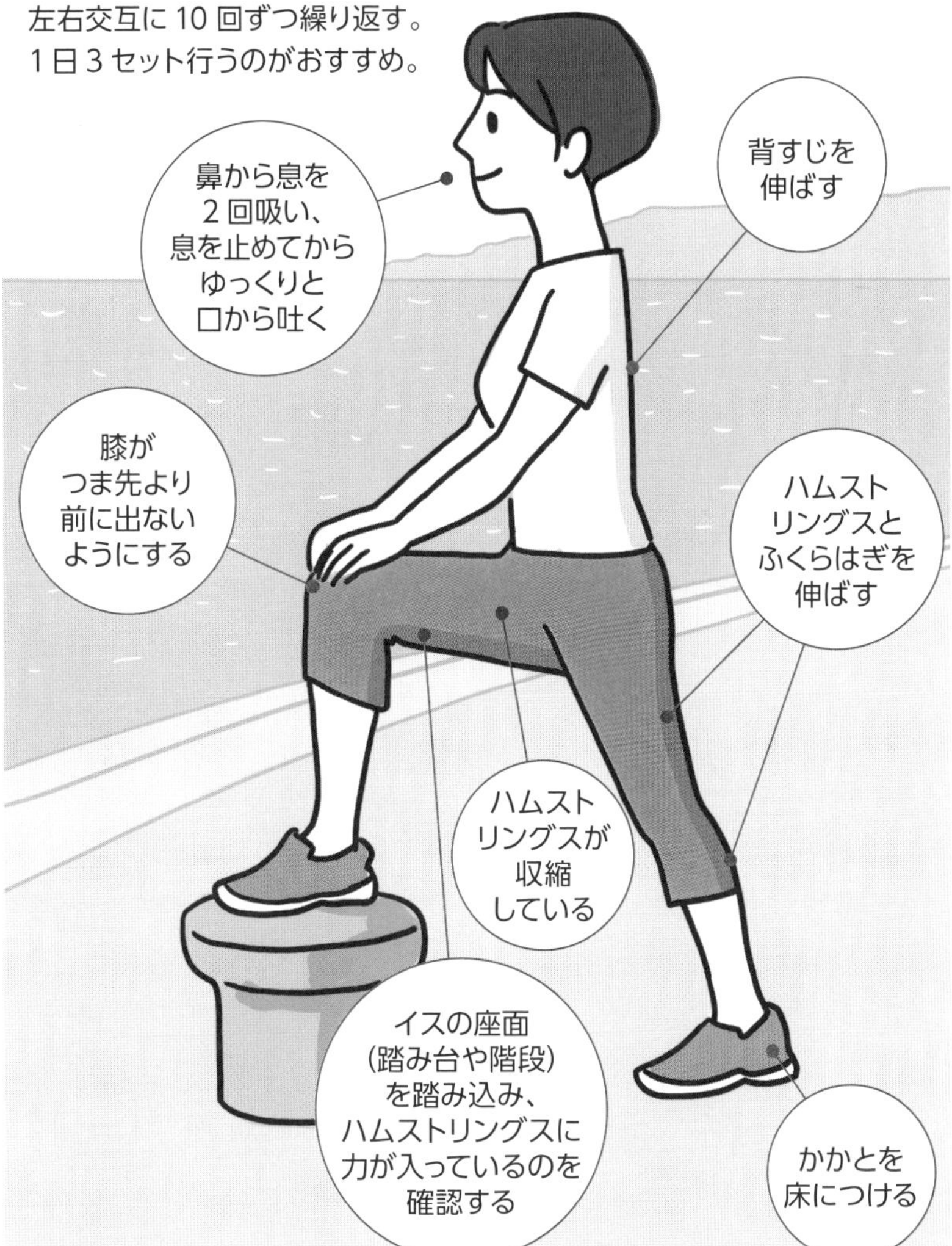

鼻から息を
２回吸い、
息を止めてから
ゆっくりと
口から吐く
背すじを
伸ばす
膝が
つま先より
前に出ない
ようにする
ハムスト
リングスと
ふくらはぎを
伸ばす
ハムスト
リングスが
収縮
している
イスの座面
（踏み台や階段）
を踏み込み、
ハムストリングスに
力が入っているのを
確認する
かかとを
床につける

えると、骨盤が後傾して姿勢が悪くなり、腰に負担がかかってきます。

このエクササイズは、波止場の杭に足を乗せる船乗りのポーズに似ているので「波止場のポーズ」と名づけました（前ページ参照）。適当な台がない場合は、階段を利用すればできます。ぜひ時間を見つけて実行してみてください。

私自身、毎朝起きた時に波止場のポーズを行っています。前かがみで手術をしている時も、足元に小さな台を置いて、左右の足を交互に乗せるようにしています。おかげで、私は今まで腰痛になったことはありません。

第3章

次々と開発されているPEDを応用した最先端手術

PEDを応用した脊柱管狭窄症の手術「PEL」や梨状筋の切離法などが開発されています。脊柱管狭窄症や梨状筋症候群の説明と共に世界でも最先端の技術を紹介します。

脊柱管狭窄症とは？

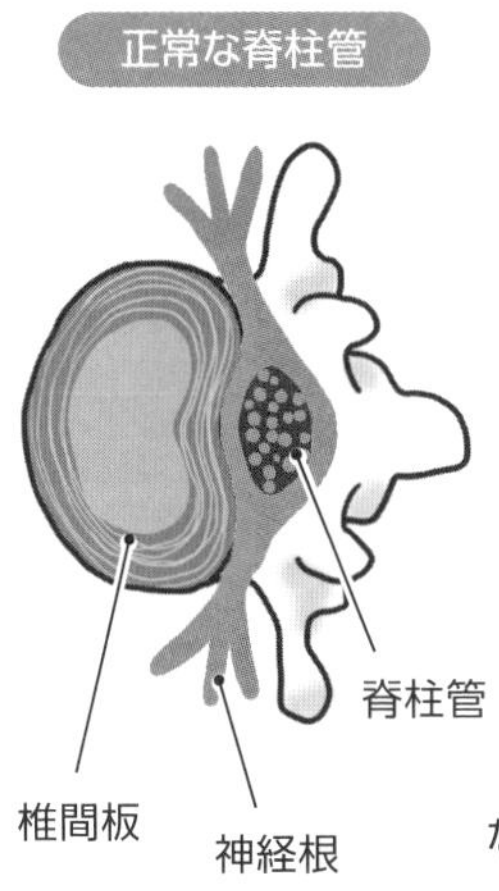

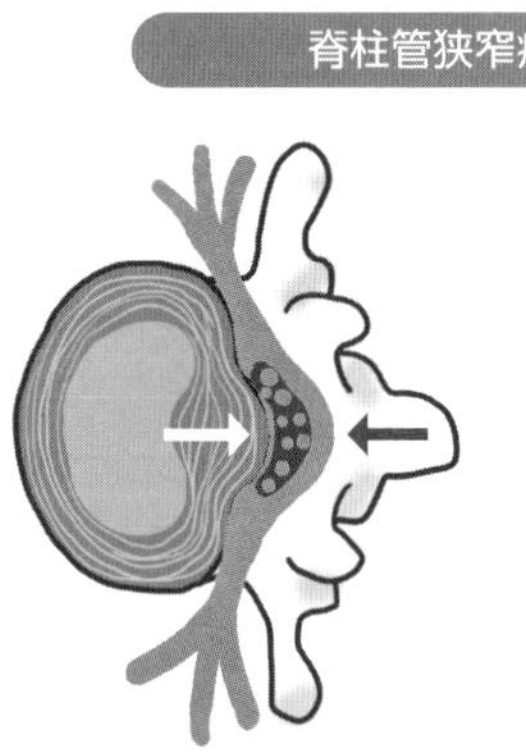

椎間板の変性や腰椎の変形
などが原因で脊柱管が狭くなり、
神経が圧迫される

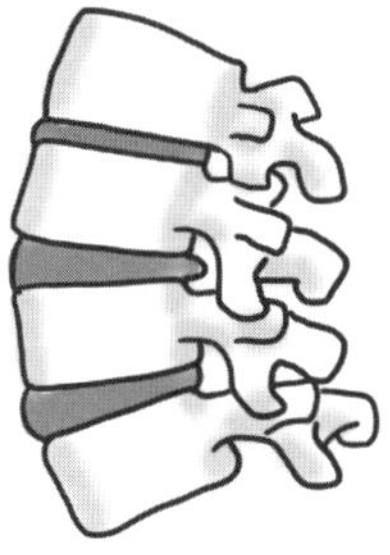

症状が悪化すると
腰椎の後ろ側が
変形してくることもある

Q 脊柱管狭窄症は、どんな病気なのですか？

A 脊柱管が狭くなって神経を圧迫し、痛みやしびれが出る病気です。

腰椎椎間板ヘルニアと共に特異性腰痛の代表が脊柱管狭窄症です。背骨（脊柱）の後方の脊髄の神経が通っている管（脊柱管）が狭くなることで、中の神経を圧迫して、痛みやしびれが生じます。

脊柱管が狭くなる原因としては、遺伝や加齢が挙げられます。

背が高い人、低い人がいるように、脊柱管の狭さが遺伝している場合があり、アングロサクソン系は広めですが、日本人は狭い人が多いのです。

また、加齢により脊柱管を取り囲む椎間板が膨らんだり変形したり、黄色靭帯が肥大化したりして、脊柱管が圧迫されて狭くなってしまいます。

そのほか、腰椎椎間板ヘルニアや、腰椎後方の突起がひび割れて分離してしまう腰椎分離症、椎間板のところでズレる腰椎すべり症などが原因になることもあります。

脊柱管狭窄症は、60歳過ぎの高齢の男性に多く見られます。

Q 脊柱管狭窄症は、どんな症状が出るのですか？

A 休み休みでないと歩けない間欠跛行が特徴です。

脊柱管狭窄症になると、腰に痛みやしびれが出たり、足に力が入らなくなったりします。そして、最大の特徴が間欠跛行《かんけつはこう》という症状です。

間欠跛行は、しばらく歩くと足が痛くなったりしびれてきたりして歩けなくなりますが、腰を曲げたり、腰かけたりして休むと、また歩けるようになります。症状がひどくなると、歩行距離がだんだん短くなっていきます。最初は200～300m歩けていたのが、100mや50

mしか歩けなくなることもあります。私のクリニックは駅から徒歩約3分ですが、休みながら歩いてくるので15分かかったという患者さんもいます。

歩く時だけでなく、たとえばバス停で待っている時など、まっすぐ立っていられません。前かがみになったり、ベンチに座ったりすると、また背筋を伸ばして立てるようになります。

しかし、自転車に乗ったり、ショッピングカートやシルバーカーを押したりなど前かがみの姿勢だと、脊柱管がある程度拡大するため、痛みやしびれが出てきません。

症状が進行すると、肛門の周囲がほてったり尿の出が悪くなったり、逆に尿が漏れるなどの排泄障害が起きることがあります。

Q 脊柱管狭窄症の種類を教えてください。

A 症状によって馬尾型、神経根型、混合型に分けることもあります。

脊柱管狭窄症の症状を、圧迫されている場所で三つに分類することもあります。

①馬尾型

脊柱管の中心にある馬尾神経《ばびしんけい》が圧迫されているタイプです。両足にしびれが出るほか、頻尿

脊柱管狭窄症の三つのタイプ

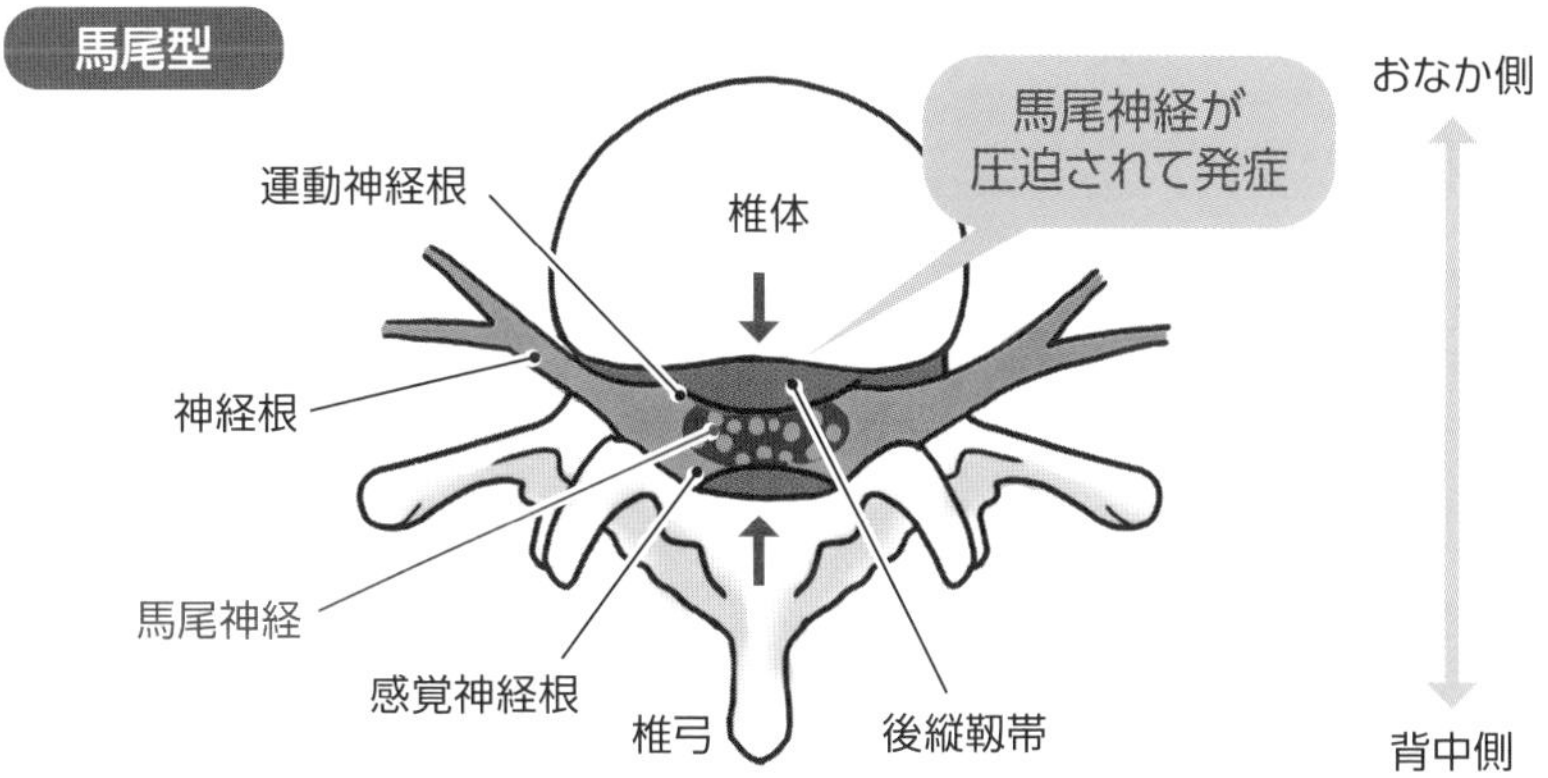

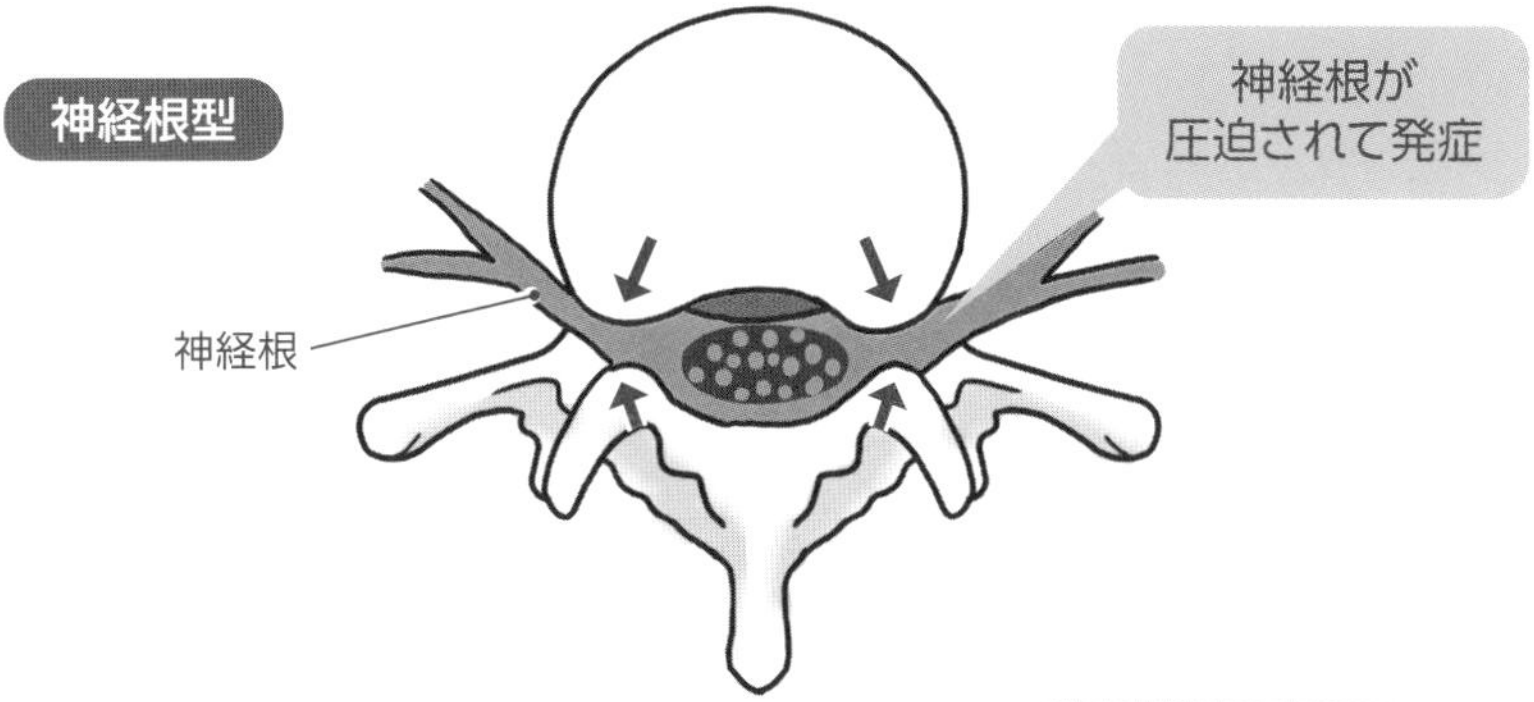

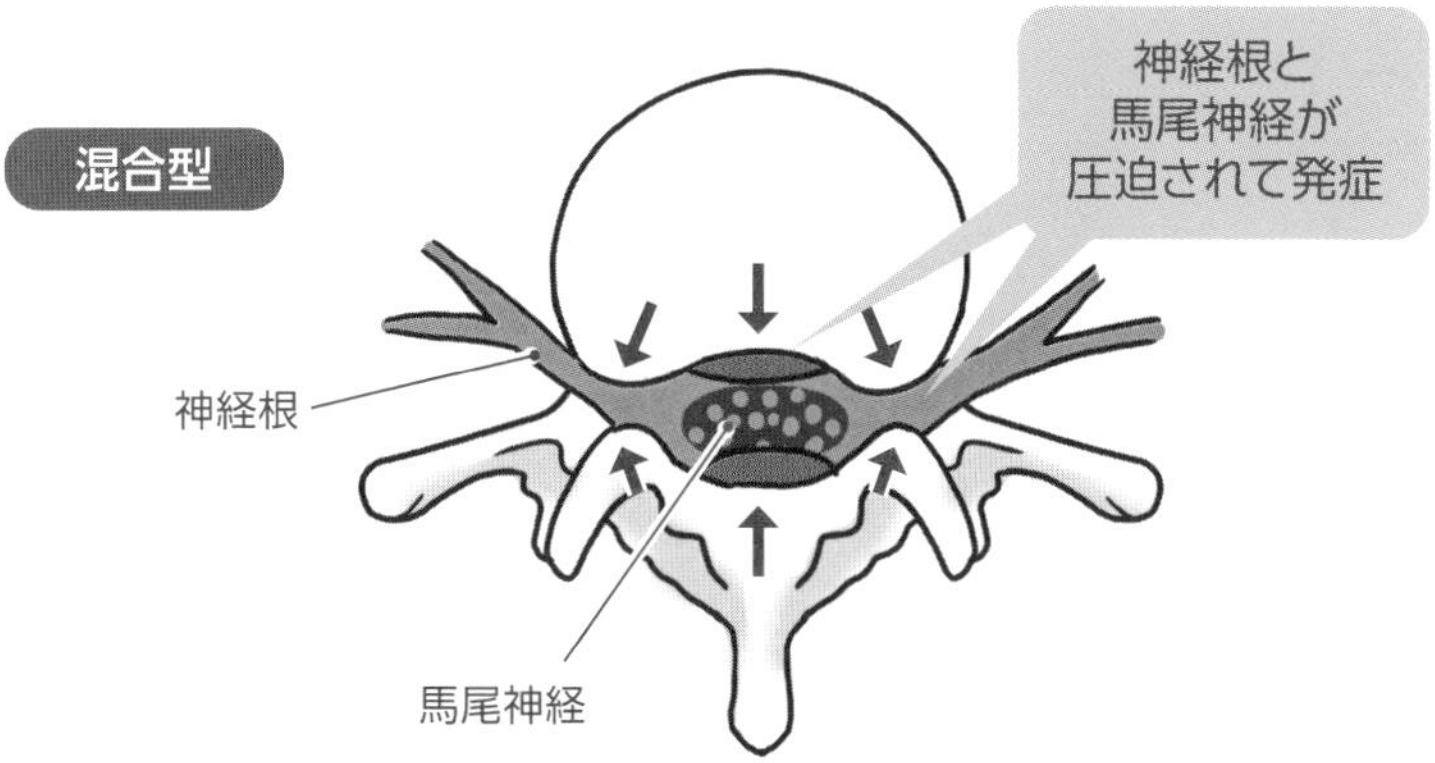

や排尿などの膀胱障害が出ることもあります。

②神経根型

神経根が圧迫されているタイプ。下肢に痛みが走ります。神経根の狭いトンネル部の狭窄で起こり、ヘルニアに似た症状になります。

③混合型

馬尾型と神経根型の両方の症状が出ているタイプです。

Q 脊柱管狭窄症の診断は、どのようにするのですか?

A CTやMRIなどで診断します。

間欠跛行の症状があれば脊柱管狭窄症を疑いますが、確定するためにはCT(X線を使ったコンピュータ断層撮影)やMRIで検査を行い、脊髄造影検査(33ページ参照)を行う場合もあります。正常な脊柱管は楕円形ですが、扁平な三角形に近くなっていれば、脊柱管狭窄症と言えるでしょう。日本整形外科学会では、脊柱管狭窄症の診断基準を設けています。

①臀部から下肢の疼痛やしびれを有する。

②臀部から下肢の疼痛やしびれは立位や歩行の持続によって出現あるいは増悪し、前屈や座位保持で軽快する。
③歩行で増悪する腰痛は単独であれば除外する。
④MRIなどの画像で脊柱管や椎間孔の変性狭窄状態が確認され、臨床所見を説明できる。
以上の4点すべてに該当すると脊柱管狭窄症と診断されます（出典『腰部脊柱管狭窄症ガイドライン2011』）。

Q 脊柱管狭窄症には、どんな治療法があるのですか？

A まず薬物療法やリハビリを行います。

痛みが出てから数か月は保存治療をするのが一般的です。

痛みに対しては消炎鎮痛剤や神経の血流を改善する薬が使われます。最近ではプロスタグランジンE1製剤という薬が発売され、血管を拡張することで血流を良くして、間欠跛行に改善効果が出る場合があります。痛みが強い場合には神経ブロックが行われます。

そのほか、コルセットの着用やストレッチなど運動療法も痛みの軽減に効果的です。自転車も前かがみで痛みが生じにくく、運動になるのでおすすめです。

正しい姿勢を維持し、長時間同じ姿勢を続けないこと、あるいは重いものを持ち上げたり、腰をひねったりしないなど、日常生活を注意して過ごすことで、症状が改善するケースも多いので、まずは保存療法を行うことが基本です。

Q 脊柱管狭窄症は、どんな場合に手術が必要になるのですか？

A 排泄機能の障害など日常生活に支障がある場合、手術を検討します。

MRIなどで脊柱管の狭窄が認められたからといって、すぐに手術になるわけではありません。間欠跛行になって日常生活が辛くなっている場合、安静時にもしびれが出ている場合など手術が検討されます。たとえば、間欠跛行がひどくなって青信号で横断歩道を渡りきれないなど不都合を感じていて、手術を希望されている場合などです。しかし、間欠跛行になっても、それほど不自由を感じない人は保存療法を続けても問題ありません。

絶対に手術しなければならないケースはそれほど多くはありません。あくまでもQOL（生活の質）の改善を考えます。ただし、下垂足や排泄機能の障害など日常生活に重大な支障が出れば、早めに手術した方がよいでしょう。

Q 脊柱管狭窄症には、どんな手術方法があるのですか?

A できるだけ組織を残す手技が主流になっています。

脊柱管狭窄症は、神経が通っている脊柱管が狭くなって神経を圧迫することで、痛みやしびれが生じます。したがって、神経を圧迫している骨や靭帯を削ることで、狭くなった脊柱管を広げてゆるめる手術を行います。

手術方法は、昔は脊柱管を圧迫している椎弓を丸ごと切除する広範椎弓切除術という方法が行われていました。しかし、骨をたくさん削ることによって腰痛が残ったり、筋肉を剥がすため痛みが残ることがあるうえ、椎体(骨)がぐらつくなど安定性に欠けてしまう場合もあります。

そこで、骨を削る範囲を最小限にした拡大開窓術が生まれました。

拡大開窓術とは、椎弓の一部を削って窓を開け、肥厚した黄色靭帯や周辺の骨を削って脊柱管を広げ、神経への圧迫をゆるめる方法です。

椎弓を全部切除せず穴を開けるので、窓のような状態になり、開窓術という名前がついてい

脊柱管狭窄症の手術方法

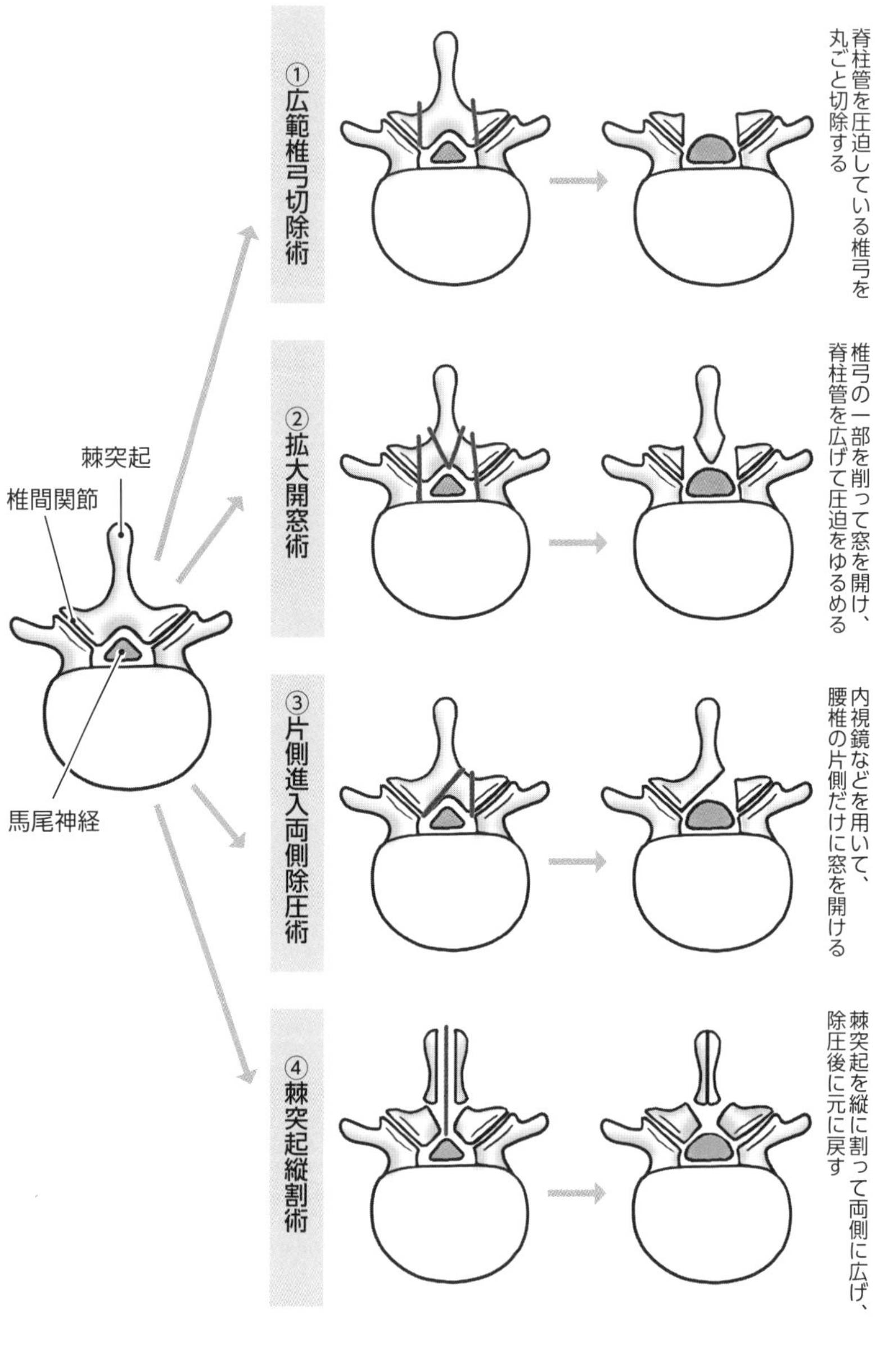
棘突起
椎間関節
馬尾神経
①広範椎弓切除術
脊柱管を圧迫している椎弓を丸ごと切除する
②拡大開窓術
椎弓の一部を削って窓を開け、脊柱管を広げて圧迫をゆるめる
③片側進入両側除圧術
内視鏡などを用いて、腰椎の片側だけに窓を開ける
④棘突起縦割術
棘突起を縦に割って両側に広げ、除圧後に元に戻す

ます。背中側から5㎝ほど切開して医師の直視で行います。棘突起を残し、腰椎の両側に窓（穴）を開け、黄色靭帯や骨を削って脊柱管を広げる方法です。広範椎弓切除術に比べ、切除する部分がかなり少なくなっていますが、棘突起から筋肉を剥がさなければならないため、手術後に痛みが残ってしまいます。

そこで、内視鏡などを用いて、腰椎の片側だけに窓を開け、反対側は窓を開けない方法が開発されています。ＭＥＬ（メル・内視鏡下片側進入両側除圧術）やＰＥＬ（ペル・経皮的内視鏡下椎弓切除術）という手術方法です。

また、脊椎の背中側にある棘突起を縦割して左右に広げ、神経の圧迫を取り除く「棘突起縦割術」という手術法もあります。

Q 内視鏡を使った脊柱管狭窄症の手術について教えてください。

A ＭＥＬや、ＰＥＤの技術を応用したＰＥＬが開発されています。

拡大開窓術においても内視鏡を使うことで、より患者さんの負担の少ない手術方法にしようと、ＭＥＤの技術を応用したＭＥＬが開発されました。ＭＥＤと同じ直径18㎜の外筒管を、椎弓の中央にある棘突起の片側に開けた窓から挿入します。外筒管に通した内視鏡が映し出す映像を見ながら内部を確認し、両側の黄色靭帯と椎弓の内側の骨を少し削って、脊柱管を広げます。ＭＥＤでは小鉗子（ハサミ）などを使ってヘルニアを切除しますが、ＭＥＬでは専用のドリルを用いて黄色靭帯を切ったり、骨を削ったりします。モニター画面を見ながら、神経を圧迫している部分だけを切除するので、組織の損傷は最小限です。全身麻酔をかけて1時間程度の手術です。1週間程度の入院になります。

そして、ＭＥＬよりも負担が少なくなっているのが、ＰＥＤの技術を応用したＰＥＬです。ＰＥＤはピンポイントの病変である椎間板ヘルニアが主な対象ですが、脊柱管狭窄症はある程度広い範囲が対象になるので専用のスコープを開発しなければなりませんでした。そして、専用スコープに、1分間で8万回転する専用ドリルを組み合わせてＰＥＬを完成させました。

ＰＥＬは10㎜の切開ですみ、脊柱管狭窄症の手術では世界最小とされています。全身麻酔をかけて、ほぼ1時間で手術は終わり、出血もほとんどなく、日帰りも可能です。

ただし、ＰＥＤも技術的に高度な手術ですが、ＰＥＬはさらに複雑な手術になるので、熟練した手技が必要とされています。世界的にもＰＥＬが行われている医療施設はわずかであり、日本でも当院を含め数か所に過ぎません。

さらにＰＥＬで除圧後、椎体間の固定術も行われています。

PELの手技の基本

1 片側の椎弓を
ダイヤモンドバーで切除する。
ケリソンロンジュールで
黄色靱帯を切除する

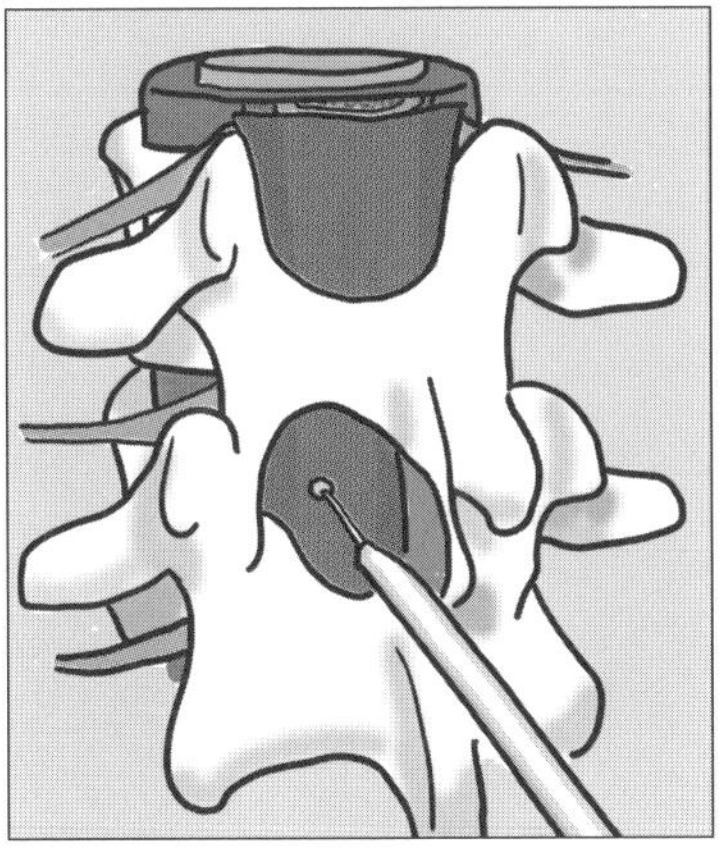

2 進入側の上関節突起内側を
切除して神経根の圧排を緩める

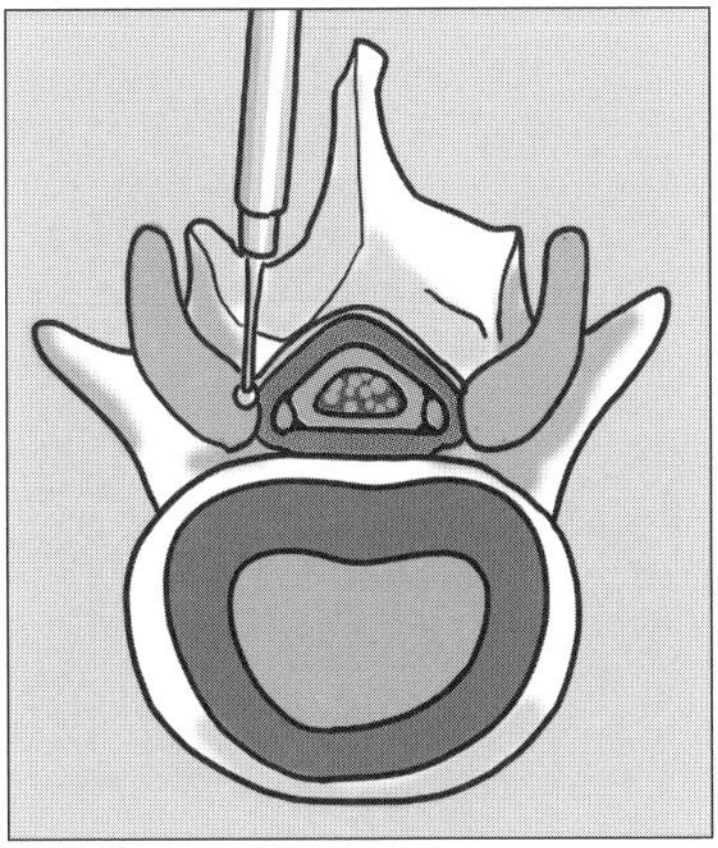

3 対側の上関節突起内側を
ケリソンロンジュールで切除する。
黄色靱帯をケリソンロンジュール
で切除する。
決してパンチで切除してはならない。
硬膜損傷の危険が生じる

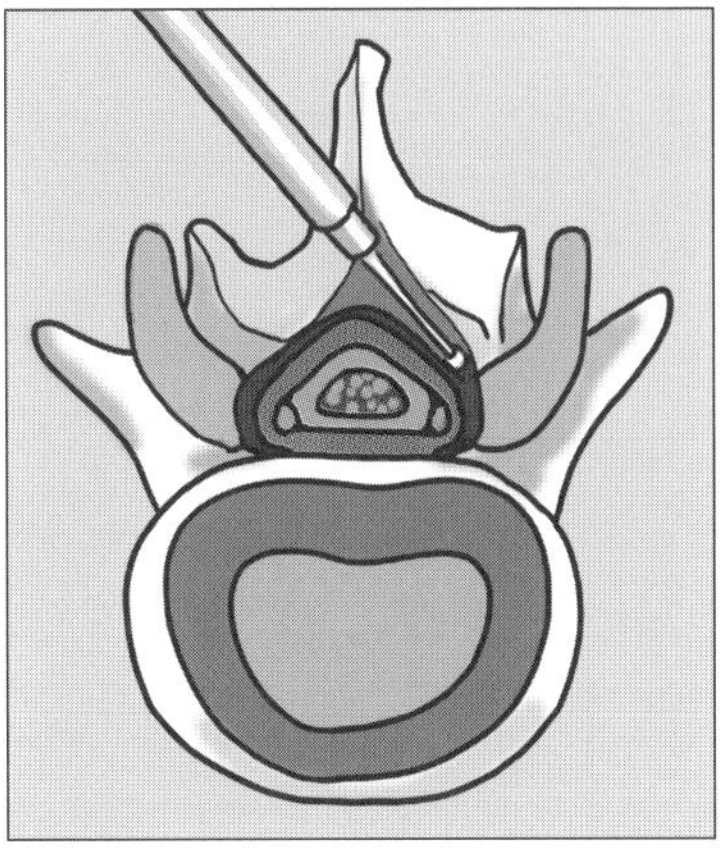

4 硬膜管は広がることを確認する

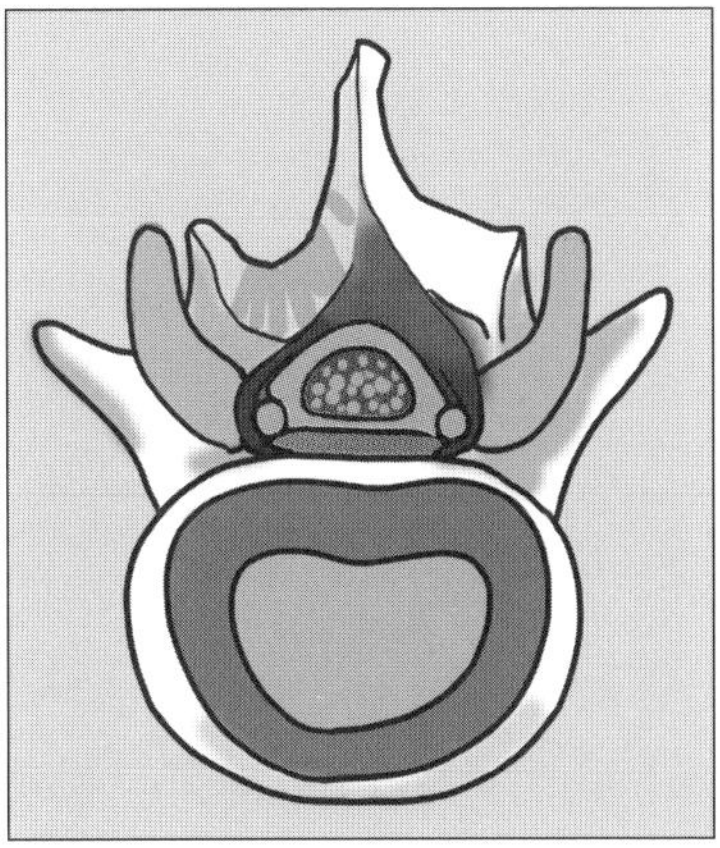

Q PELの適応が難しいのは、どんな場合でしょうか？

A 腰椎椎体間固定術を受けていた場合などです。

ＰＥＬが有効なのは対象部分が一か所の場合です。ＰＥＬは切開する範囲が小さいため、体の負担が少なくてすみますが、対象にできるスペースも限られています。二か所以上になると、より広い術野が必要ですが、三椎間まではＰＥＬで可能です。

また、以前に腰椎椎体間固定術を受けている場合、固定している金属を抜く手術が必要となるため、ＰＥＬの実施は難しいと言えます。

そのほか、コントロールされていない糖尿病や心臓病などで、全身状態が安定していない場合などは手術ができません。

また、血小板が少なく出血傾向のある患者さんや、腎機能が悪いために血圧が下がるのが好ましくない患者さんも、手術は難しいと言えます。

Q 腰椎椎体間固定術は、生活に支障をきたすことがありますか？

A 支障をきたす可能性があるので最終選択になります。

広範椎弓切除術のように椎弓を丸ごと切除するなど削る部分が多くなれば、骨自体が不安定になる可能性が出てきます。椎体がズレやすくなっている場合は、損傷した椎間板を取り除き、骨盤など他の場所から採取した骨を椎体間に移植して固定します。さらに骨結合を確実にするためにチタン製のスクリューを2本単位で入れ、ロッドで連結します。

クッションの役割を果たしている椎間板は柔軟性があり、そのため上半身を自由に動かすことができます。ところが、骨やスクリューで固定した腰椎は動かなくなります。隣接した腰椎に負担がかかり、椎間板がつぶれてきて腰椎すべり症や脊柱管狭窄症、腰椎椎間板ヘルニアが新たに発生するリスクがあります。また、固定する腰椎が多くなるほど、上半身が曲げづらくなるなど日常生活にも支障が出てきてしまいます。

したがって、腰椎椎体間固定術は第一選択ではなく最終選択にして、できるだけ単椎間にとどめることが望ましいでしょう。

Q 脊柱管狭窄症で固定術が必要なのは、どんなケースですか?

A 腰椎すべり症や脊椎側弯症を併発している場合などです。

腰椎すべり症や脊椎側弯症を併発している場合、拡大開窓術を行うことで背骨の不安定性が増すので、必要に応じて固定術を行います。

腰椎すべり症とは、加齢などによって椎間板のクッション性が失われ、圧力がかかることで上下の椎体がすべるようにズレてしまった状態です。椎弓の一部が離れてしまう分離症が原因の分離すべり症の場合もあります。若い頃に激しいスポーツなどのせいで分離症になり、その後の加齢によって分離部分を境にすべり症が出てくるケースが多いようです。

脊椎側弯症は、脊柱が片側に曲がり、ねじれも加わります。椎間板ヘルニアなどの痛みによって生じる一時的なものと、先天性や外傷性のもの、原因不明の突発性のものなどがあります。

脊柱管狭窄症では、腰椎すべり症や脊椎側弯症を併発していることも珍しくありません。椎間板の上下の椎体がグラグラして不安定になっているようなケースでは、固定術を実施して背骨を安定させ、神経への圧迫を取り除きます。

腰椎すべり症（分離症が原因のケース）

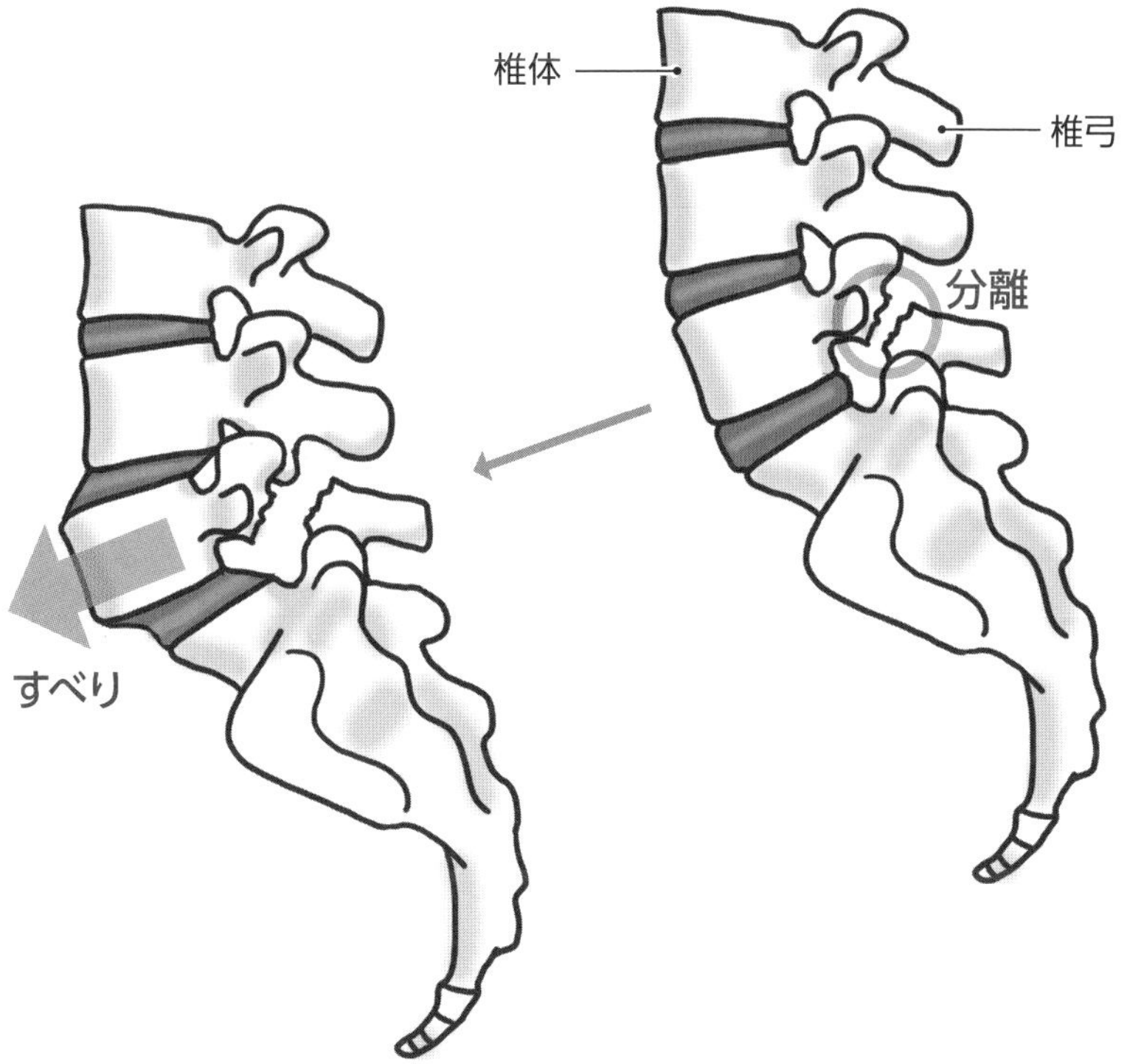

固定術でスクリューが入った状態

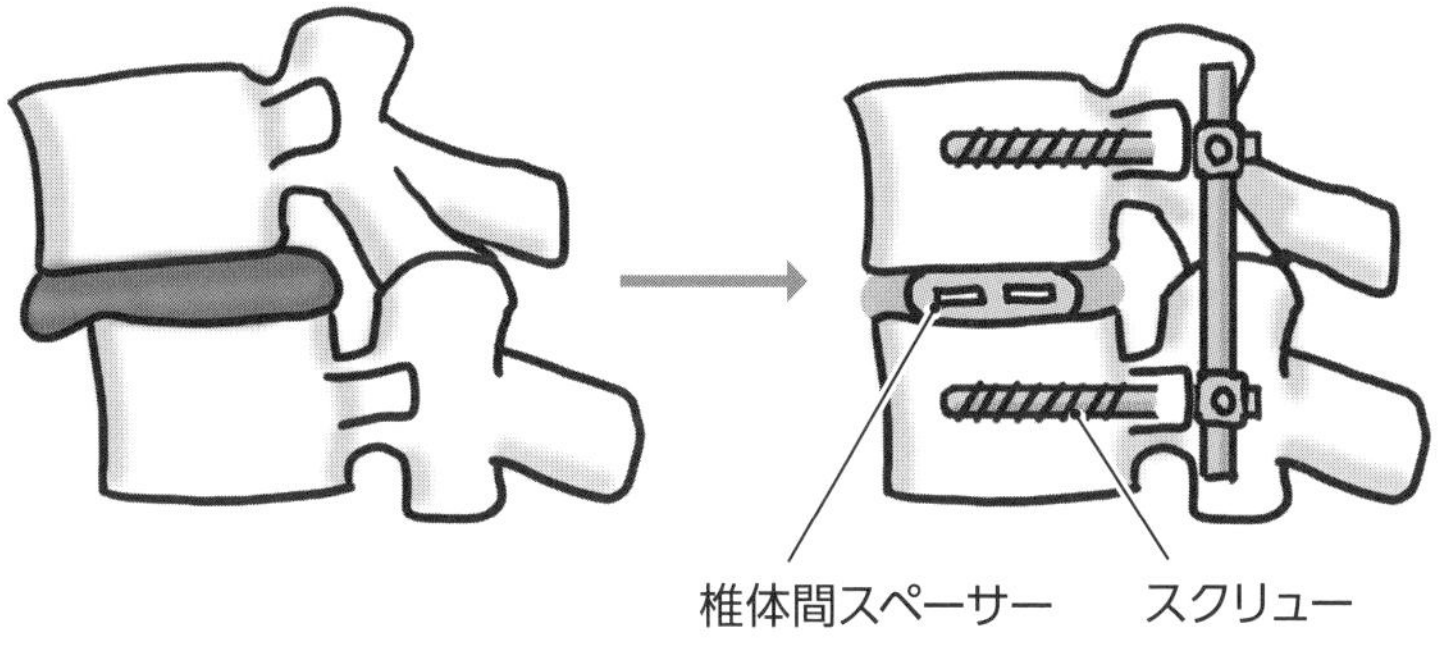

Q 固定術でも内視鏡手術ができるのですか？

A 従来より低侵襲の内視鏡を使った固定術があります。

神経が走行しない経椎間孔に（椎弓根の内側外側とも）椎間板を切除して椎体を固定する「内視鏡下椎体間固定術」が目覚ましい発展を遂げています。

また、脇腹を小さく切開してアプローチする方法もあります。脇腹から入るので、背中の筋肉を温存できるなど体に負担が少なく、変形強制力に優れた術式ですが、腸や腎臓を避けなければならないなど高度な手技が必要とされます。

内視鏡補助下の前方除圧固定術や、椎体間に内視鏡下に移植骨を挿入して、経皮的に椎弓根スクリューで固定する方法が今後は拡大すると思われます。

Q PELは全身麻酔ですが、安全性は問題ないのですか？

A 適切なモニターと監視によって安全性を確保しています。

全身麻酔による合併症は極めて少ないと言えます。遺伝的に麻酔薬にアレルギーがあるなど、ごくまれなケースに限られるでしょう。手術前後を通じて適切なモニターと監視をすれば、安全性は高いと言えます。

手術時には脈拍や血圧などをモニタリングするために心電図や血圧を測る機械を付けます。異常があれば、点滴や血圧をコントロールする薬などで対処します。脊髄誘発電位を測定し、神経に障害が起きないかモニターします。また、ウェークアップテスト（wake up test）といって、手術中に麻酔を浅くして足趾などを動かすように指示して障害が発生していないか確認するテストを行う場合もあります。そのほか、脈拍数の乱れや血圧低下を引き起こす迷走神経反射の予防薬を投与しています。

当院では、このように全身麻酔の安全確保には万全を期しています。

Q PEDを応用した手術はPELのほかにもあるのですか?

A 梨状筋の切離をPEDの技術を応用して行っています。

梨状筋は仙骨から大腿骨裏面につながっている筋肉です。洋梨のような形をしているので梨状筋という名前がついています。大臀筋の深層にあるインナーマッスルで、股関節を外側に回す働きをするほか、大腿骨の骨頭を安定させる役割も果たしています。歩行時に方向転換したり、スポーツで体の向きを変えたりする時などに使われる筋肉です。

梨状筋は通常やわらかいのですが、負担がかかると硬くなります。そして、梨状筋の下を坐骨神経が通っているため、硬くなった梨状筋が坐骨神経を圧迫して坐骨神経痛が出ることがあり、これを梨状筋症候群と言います。スポーツで梨状筋に負担をかける若い年代に多く見られます。

保存療法を行っても改善しないような重い症状の場合に、梨状筋を切離して圧迫をゆるめる手術を行いますが、PEDを応用した内視鏡下手術で行うことが可能です。

他にも、上殿皮神経除去術や脊髄神経後枝内側枝の内視鏡下剥離切除術も施行します。

Q 梨状筋症候群の症状を教えてください。

A お尻や下肢に痛みが出ます。

お尻の外側に痛みがあり、太ももの裏側にしびれが広がります。坐骨神経は骨盤から出て足に向かいますが、骨盤の出口で梨状筋のトンネルをくぐります。その時に梨状筋が硬くなっていると、坐骨神経を圧迫して、お尻に痛みが出たり、足にしびれが出たりします。最初はお尻の奥からピリピリした痛みがあり、その後、太ももやふくらはぎの裏側にしびれが広がっていくケースが多いようです。長時間座っていると症状が強く出て、歩き出すと改善することもあります。

梨状筋症候群は、中腰の姿勢や長時間の運転など梨状筋に負担がかかることで発症しやすくなります。股関節をねじる動きのあるゴルフや、ランニングなど股関節の屈伸を繰り返すスポーツでは、坐骨神経を圧迫することが多いため、症状が出やすくなります。

梨状筋症候群の10の診断基準

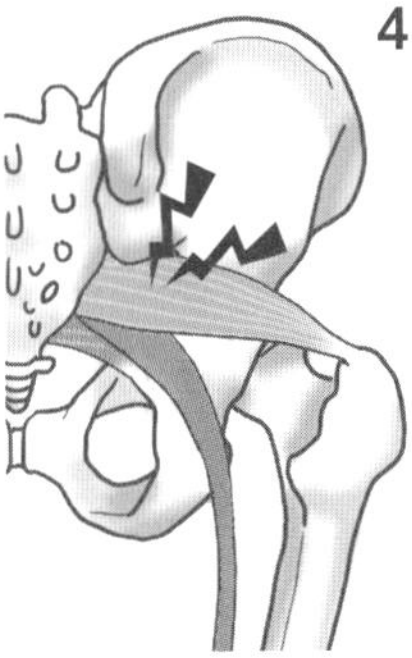

1. 坐骨部切痕の圧痛
2. 外転外旋位に対する抵抗痛
3. 経肛門での梨状筋触痛
4. 大臀筋萎縮
5. 屈曲、内転、外旋位の疼痛
6. 腰の神経所見なし
7. ラセーグ（下肢伸展）テスト陽性
8. 術中に梨状筋膜の触痛
9. 坐骨神経ブロックで症状軽減
10. H反射の延長（潜時が1.86msec以上）

Q 梨状筋症候群の診断方法を教えてください。

A 症状のチェックとMRIで総合的に診断します。

通常は、坐骨神経痛や腰椎椎間板ヘルニアと診断されることが多いのですが、治療しても改善が見られなくて梨状筋症候群が疑われるケースがあります。梨状筋症候群かどうかは、痛みの再現を調べるテストや股関節の筋力の低下のテスト、梨状筋に局所麻酔薬を注射して痛みが改善されるかどうかなどをチェックします。

ただし、腰椎椎間板ヘルニアが原因の場合も数多くあり、10の診断基準のうち6つ以上の症

梨状筋ストレッチ

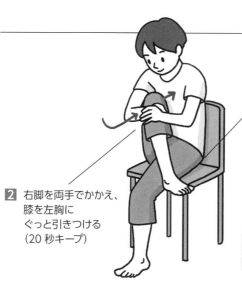

1 イスの背もたれに、
仙骨をつけて
腰かける
2 右脚を両手でかかえ、
膝を左胸に
ぐっと引きつける
（20 秒キープ）
反対方向に引き寄せると、
梨状筋に効く

状があり、MRIでヘルニアなどの脊柱管内の病巣がないことが確認されるなど条件が揃って、梨状筋症候群の診断がなされます。

Q 梨状筋症候群の治療法は、どんなものがあるのですか?

A ストレッチや薬物療法、ブロック注射などがあります。

梨状筋が硬くなっているのでストレッチが有効です（上図参照）。痛みが強い場合は、鎮痛剤や神経障害に有効なプレガバリン（商品名リリカ）などを内服するなど薬物療法を行います。

また、皮膚の上から梨状筋に局所麻酔薬などを注射する梨状筋ブロックを行う場合もあります。ただし、梨状筋ブロックによって足に力が入らなくなり、数時間歩けなくなるケースもあります。

このような治療を行っても改善せず、日常生活に支障が出ている場合などは、梨状筋を内視鏡下に切開する手術（ＰＥＤ）を検討します。また、先天的に坐骨神経が梨状筋の下ではなく、梨状筋を貫いている人もいるので、そうしたケースでは手術が考えられます。

Q 梨状筋切離の手術は、どんな方法で行われるのですか？

A 局所麻酔で内視鏡下で行います。

若いスポーツ選手に多い症状なので、体にやさしく、早期に復帰できるよう、内視鏡手術を私が考案しました。

局所麻酔をかけ、股関節外側の大転子（次ページの図参照）から8㎜ほど切開し、外筒管を挿入し、坐骨切痕の前下方から緊張した梨状筋を切離します。股関節を曲げて内側に回して痛みがなくなっていることで、梨状筋が坐骨神経を圧迫していないことが確認できます（次ページの図参照）。

梨状筋切離の内視鏡手術

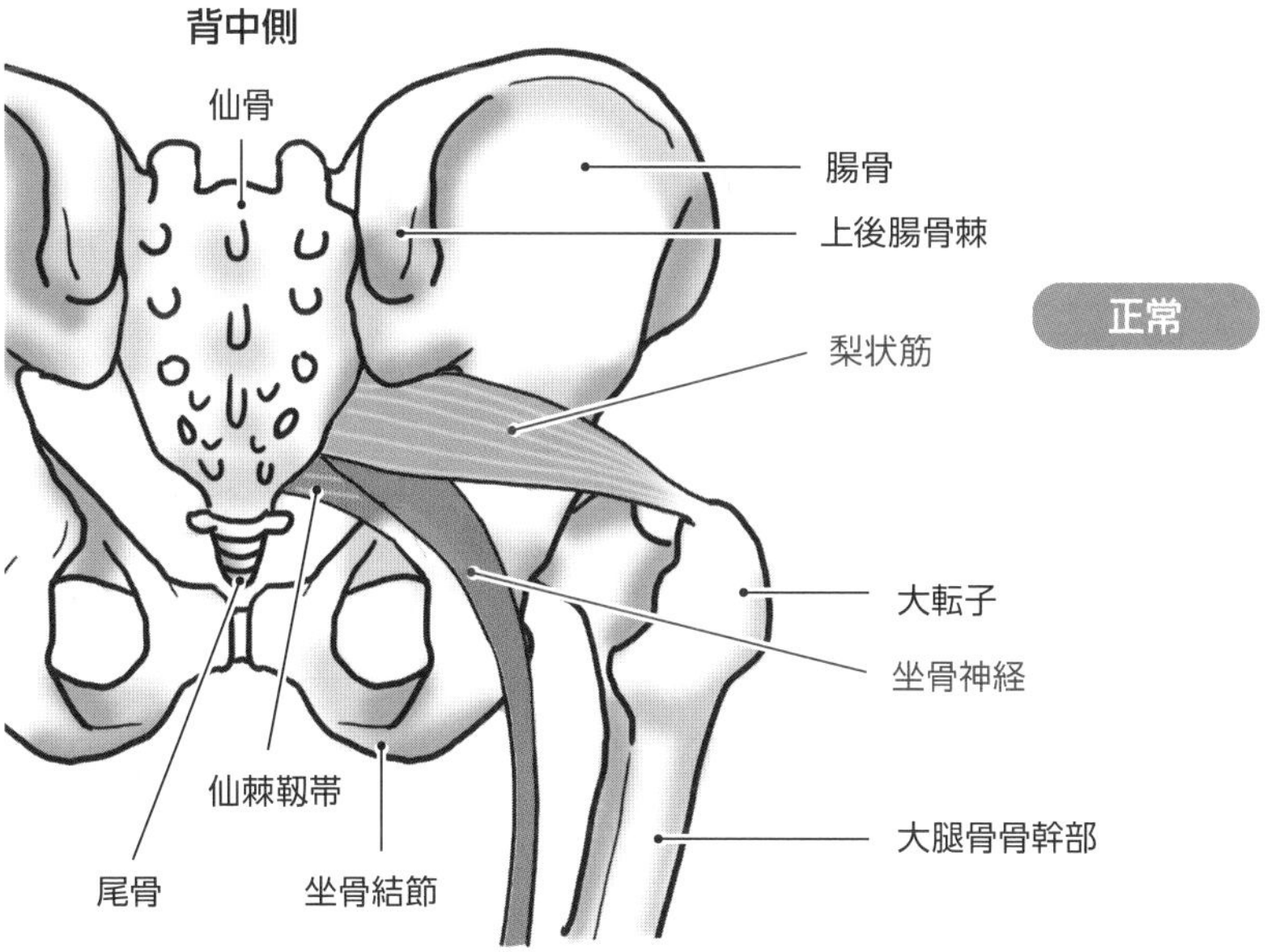

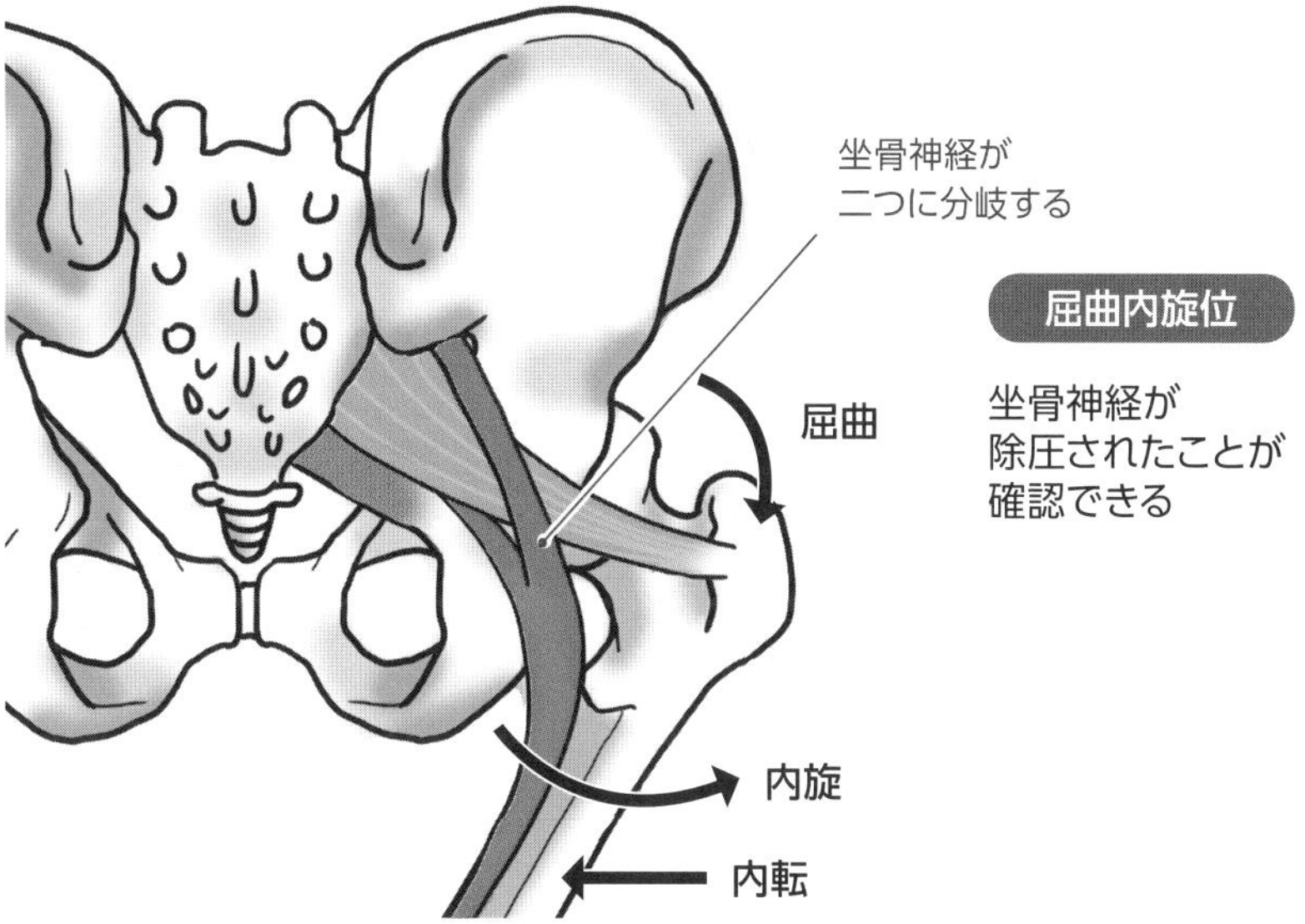

第4章

これで安心！ 手術の実際 Q&A

実際にPEDやPELを受ける場合の、当院での具体的な流れを紹介します。他の病院でもだいたい同じ流れだと思いますので参考にしてください。

Q 実際に診察を受け、手術が決まるまでの流れを教えてください。

A 検査や画像診断を行い、手術の適応を検討します。

初診時には保険証、お薬手帳、紹介状、以前にかかっていた病院での画像データをお持ちいただき、問診票に記入をしていただきます。紹介状や画像データがなくても受診は可能ですが、手術歴のある方は紹介状と画像データが必要です。

診察のうえ、腰椎椎間板ヘルニアや脊柱管狭窄症などが疑われる場合、さまざまな検査や画像診断などを行って、原因や発生部位を特定します。

画像データを提出していただいていても、再度MRIなどを撮ることもあります。症状と画像が一致するかを確認し、結果を見て、患者さんの希望も聞きながら手術の適否を決めます。初診で、いきなり手術が決まるわけではありません。

Q 手術の前には、どんなことをするのですか?

A 全身状態の検査や手術後に装着するコルセットを作製します。

手術1~2か月前に、全身状態の確認のための検査を行います。具体的には血液、尿、心電図、呼吸機能、胸部X線の検査などです。検査結果によっては内科の受診をお願いしたり、持病についてかかりつけ医の意見書を提出していただいたりすることもあります。

事前検査や持病の影響を総合的に判断し、手術を中止したり延期することもあります。最終的に手術が決定した後は、手術内容やリスクなどを本人とご家族に説明します。成人のご家族が同席してください。

また、手術後につけるコルセットを作製します。コルセットは、手術部位の手術後の安静を保つために必要です。国家資格である義肢装具士の取得者により、体形に合わせたオーダーメイドのコルセットを作ります。採寸し、作製後にフィッティングをして調整しますが、その時に装着法の説明をします。採寸とフィッティングと2回の来院が必要になります。

COFFEE TIME

義肢装具士って、どんな仕事？

義肢装具士は一般の人にとって聞きなれない職業ですが、「医師の指示の下に、義肢及び装具の装着部位の採寸並びに義肢及び装具の製作及び身体への適合を行うことを業とする者」と法律で定められています。

医師の処方に従って患者さんの採型、採寸を行って、義肢装具を製作し、病院で患者さんの体にフィットしているかどうか確認し、必要に応じて修正します。

義肢装具士になるには、養成校に入学して単位を履修し、卒業すると国家試験の受験資格が得られます。試験に合格すると資格が取得でき、民間の義肢装具製作所に就職して、提携している病院やリハビリ施設の患者さんの義肢装具を製作することになります。医学知識、製作技術のほかに患者さん、医師、理学療法士、作業療法士などとのコミュニケーション力も求められる職業です。

活躍の場は医療施設だけでなく、障害のある人のスポーツのサポート、途上国への国際支援などに広がっています。

Q 手術前日、手術当日に気を付けることはありますか？

A 前日に入浴をすませ、当日は水分が摂れるのは2時間前までです。

手術日前日は、特に安静にしている必要はありません。夕食は21時までに済ませること。21時以降に摂る水分は、お水とお茶だけです。また、手術日当日は入浴できませんので、前日に入浴しておいてください。

手術日当日は、水やお茶など水分を摂れるのは受付時間2時間前までです。コンタクトレンズ、補聴器、入れ歯は外してください。アクセサリーも外し、マニキュアや化粧はＮＧです。

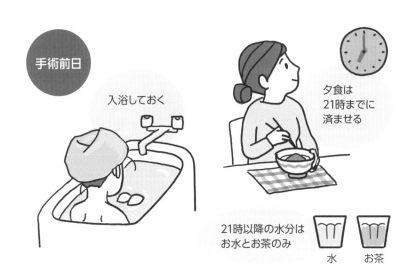

手術前日
入浴しておく
夕食は
21時までに
済ませる
21時以降の水分は
お水とお茶のみ
水
お茶

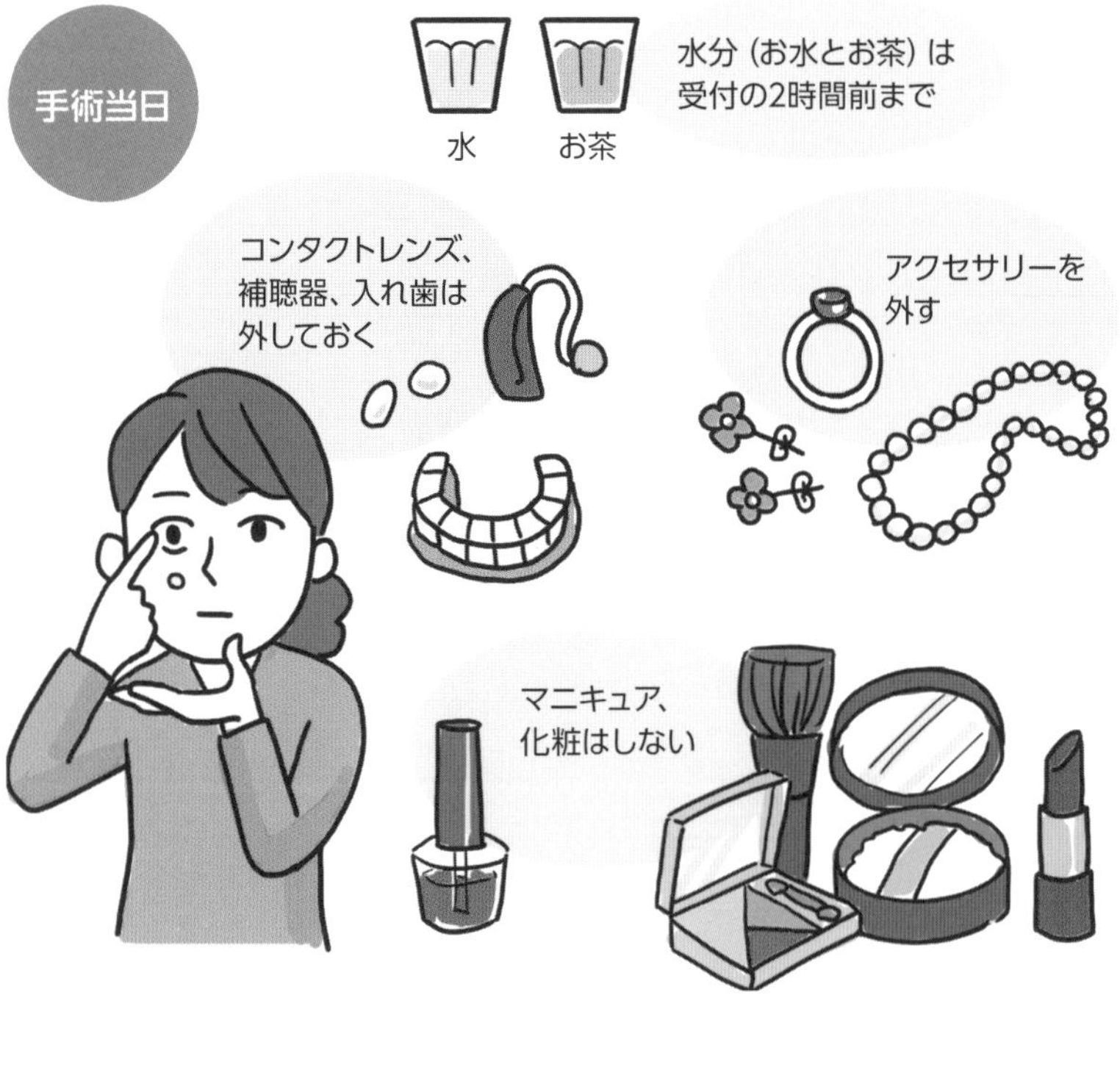
手術当日
水
お茶
水分（お水とお茶）は
受付の2時間前まで
コンタクトレンズ、
補聴器、入れ歯は
外しておく
アクセサリーを
外す
マニキュア、
化粧はしない

Q いつも服用している薬は、手術前に飲んでも大丈夫ですか？

A 事前にお薬手帳を確認しますので、指示に従ってください。

いつも飲んでいる薬と手術時に使用する薬との相互作用（飲み合わせ）や手術時に良い全身状態を維持するために、服用薬の確認は重要です。

たとえば、血栓症の予防などに使われている血液をサラサラにする薬「血液凝固予防剤」を服用している場合、抗生物質や解熱鎮痛剤と飲み合わせると出血が起きる恐れがありますので、手術の前後2週間ほど服用中止にします。ただし、服用中止は血液凝固予防剤を処方した内科の医師の承諾を得なければなりません。服用中止による血栓症などのリスクがあるため、承諾がない場合は手術を中止せざるを得ません。

また、糖尿病の内服薬を服用している場合、手術当日は服用休止が基本ですが、薬の種類によっては2日前から休止してインスリン注射に切り替える場合もあります。

なお、血糖コントロールが不十分で高血糖の場合は、感染症を合併するリスクが高まるため、血糖値が安定するまで手術を延期する場合もあります。

Q 手術はどんな流れになるのでしょうか?

A 点滴や酸素吸入をして手術開始、手術後、数時間後で歩行可能です。

まず、手術着に着替え、水分補給や抗生剤の点滴を開始。鼻から酸素吸入を行い、手術中の全身状態を確認するために血圧や心電図の機械を付けます。術中の鎮静を目的にした薬を投与し、基本的にうつ伏せで手術を開始。手術は、目安として40分~2時間程度です。

手術後は回復室で休みます。痛みがある場合は痛み止めの点滴をします。手術部分にチューブ(ドレーン)が入ることもあります。歩行が可能になるのは手術後1~3時間たってからです(麻酔法による差や個人差があります)。立つことができれば、トイレでの排泄が可能になります。

手術後1時間ほどで水分を摂ることができるので、頭痛や吐き気予防のために、水分補給を心がけてください。

当日、自宅まで車で30~40分以上かかる場合は、入院するか近くのホテルでの宿泊をおすすめしています。

Q 手術後、帰宅してからの流れを教えてください。

A 手術当日は安静に、翌日は診療があります。抜糸の必要はありません。

手術当日帰宅してからは、必要に応じて痛み止めの薬や抗生剤を処方しますので内服してください。横になって安静にして過ごすこと、水分を多めに摂ること（1日の目安は1000㎖）を心がけましょう。食事に制限はありませんが、お酒は控えてください。

手術翌日に、傷の確認と消毒のため診療があります。手術場所に血腫予防のチューブを入れた場合は出血量を測定して、15㎖／日以下になったら抜去します。傷のテープは、次回の診療まで剥がさないでください。手術翌日は、通院以外は安静に過ごしましょう。水分も多めに摂取します。翌日からシャワーが可能ですが、入浴は1週間後からです。

抜糸は必要ありません。術後1週間は車、バイク、自転車の運転は禁止。仕事復帰は術後1週間が目安です。それまでは自宅療養してください。

その後の診療は3週間後で経過をみます。特に問題がなければ終了です。ただし、術後3～6週間はコルセットを使用します。就寝時は外してOKです。

Q 日帰り手術にリスクはないのですか？

A 日帰り手術のガイドラインに沿って行っていますので、安心です。

日帰り手術は欧米では広く普及しています。日帰り手術が可能になったのは、導入や覚醒が早い「日帰り麻酔」の開発が進んだことや、内視鏡手術など体に負担のかからない手術法が確立されたことがあります。日帰り手術が適用されるのは、手術時間が短く、切開部分も小さく、術後の痛みが少なく、合併症が最小限であると予測される場合などです。

患者さんにとって体にやさしく、拘束時間も少なく、入院費用がかからないという点で経済的でもあります。

しかし、手術ですのでリスクがまったくないわけではありません。入院すれば24時間看護体制が取られていますから、万一、異常があった時は即座に対応できます。

日帰り手術を安全に行うため、日本麻酔科学会では日帰り麻酔の安全のための基準を設けています（抜粋）。

・患者や家族に日帰り麻酔の趣旨とリスクについて十分説明し、了解を得ること。

・帰宅時の付き添いや自宅で介護できる人がいること。
・緊急事態が生じたときに速やかに受診できる範囲に居住していること。
・日帰り手術を行う施設は、帰宅可能となるまでの看護と観察ができる体制があること。
・帰宅可能となるまでの看護と観察ができること。
・帰宅後の術後経過の確認方法と異常事態への対応が確立していること。

当院では、麻酔科学会のガイドラインに準拠して日帰り手術を行っていますので、ご安心いただけると思います。

Q PEDやPELに合併症などのリスクはないのですか？

A ゼロではありませんが極めて低いと言えます。

通常の手術では感染症のリスクが1％はあるとされていますが、PEDの場合は生理食塩水を還流しているため、手術中の感染症の心配はありません。

硬膜損傷や神経損傷のリスクはゼロではありませんが、現在のところPED認定医による手術で重大な損傷事例の報告はありません。

ＰＥＤやＰＥＬで一番心配しなければいけないのは血腫です。血腫とは血が固まって塊《かたまり》になった状態のことで、神経麻痺や下肢痛を生じさせる場合があります。

いずれにしろ１００％リスクのない手術はありませんので、手術前に患者さん本人とご家族に考えられるリスクについての説明を行っています。

第5章

〝あなたと似た人〟もPEDやPELで治っている！

腰痛に悩んで、PEDやPELを実際に受けた人の症例を紹介します。
早期復帰できた喜びの声が届いています。

一流アスリートや一部上場企業のトップ、芸能人も受けているPED

当院には、全国から腰痛に悩む患者さんが来院されます。保存療法では改善が見られず、手術を勧められて、いろいろな情報を集め、わらをもつかむ思いで私のところに来られる方がほとんどです。

PEDは内視鏡を用いてわずかな切開で行う手術で、体への負担が少なく、日帰り手術が可能であることから、早期の社会復帰を果たせます。そうした特徴に注目し、一部上場企業の経営者など超多忙な人たちがPEDを受けて、早期に仕事に復帰されています。手術後数日の安静が必要とはいえ、ITを使えば自宅で指示を出したり、業務の報告を受けたりすることができます。手術が必要なほどの痛みやしびれから解放され、会社を不在にするのは数日ですむため、「もっと早く手術を受けておけば良かった」という声もいただいています。

また、同じような理由で芸能人も来院されます。彼らは舞台やステージ、コンサートなどを休むわけにはいきません。そのため、芸能人は親の死に目にも会えないと言われています。人気があればあるほど、ひどい腰痛があったとしても我慢するしかなかったのでしょう。限界を超えた時に手術が必要になり、とにかく短時間で仕事に復帰できる手術を求めるのです。

彼らは復帰すればダンスを踊ったり、激しい動きもあるお芝居をしたりしなければなりません。早期に復帰して、体が十分動かせるようになる必要があるのです。体へのダメージが少ないＰＥＤは、体力回復も早いので、彼らにとって大きなメリットがあるのでしょう。

芸能人よりも体へのダメージを嫌うのがアスリートです。体が資本ですから、手術によるダメージで成績が下降すれば、選手生命に影響を及ぼしかねません。復帰してから、元通りに活躍できるかどうかが最大のポイントと考えるのは当然のことでしょう。筋肉への損傷を防げるＰＥＤは、競技への早期復帰に大きなメリットとなります。

野球選手、サッカー選手、アイスホッケー選手などプロのアスリートで、私のＰＥＤ手術を受けて、復帰できなかった例はありません。彼らが手術後にリハビリ期間を経て、試合で活躍している姿を見ると、執刀医として本当に嬉しい限りです。

腰痛に苦しむスポーツ選手には、ＰＥＤを受けることを選択肢の一つとして考えていただければと思います。

腰痛で試合に出られなくなったプロ野球選手がPEDで劇的に復活!

ゴールデングラブ賞に何度も輝いたプロ野球の有名選手が、2009年に私のところに来院されました。

2007年には打率3割を超え、本塁打も30本以上打っていたのですが、2008年から腰痛で不振に苦しみ、2009年は2軍で調整し、1軍では1試合しか出場できなかったのです。この時の気持ちを、後にスポーツ新聞に寄せた手記で次のように述べています。

「忘れられないのは2009年。ケガで自分がいないなか、テレビの向うでチームが優勝するという現実があった。ああいう、悔しさを通り越したもどかしい気持ちを味わった人はないと思う。あれは一生忘れられない。だからこそ、これからも僕なりに最後まで戦い抜きたいと思っている」。

トップアスリートは、手術で日常生活ができるようになるだけではダメで、以前と同様のパフォーマンスができるように回復しなければ手術をする意味がありません。手術の影響で成績が落ちれば年俸に直結します。1億円プレーヤーの彼を手術するのに、より繊細さや精度が求められるのは確かで、私にもプレッシャーがありました。

幸い手術は成功し、リハビリに励んだ彼は、2010年には116試合に出場し、13本塁打を打って復活を果たし、その後、3割の打率を残したシーズンもありました。

彼が試合で活躍する姿を見て、才能ある選手の復活に貢献できたと感慨深い思いがしました。手術後6年間選手として華麗なプレーを見せた後、惜しまれながら現役を引退しました。

症例1 椎間板ヘルニアで杖をついていたのに、手術2時間後に徒歩で退院！

【症状】

30代の介護士の女性ですが、腰を酷使する仕事のため腰痛に悩まされていました。整形外科医院で腰椎椎間板ヘルニアと診断され、保存療法を行っていたのですが改善しなかったと言います。症状が進んで、右足に電気が走るような痛みやしびれが出て、足に力が入らなくなり、杖をつかないと歩きづらくなったため、休職せざるを得なくなったそうです。

保存療法を行っていた整形外科医から手術を勧められ、職場への早期復帰のためPEDを希望されて来院されました。

【手術】

腰椎4番と5番（L4／L5）間の椎間板の遊離型ヘルニアで、尾側に迷入しています。

患者さんはうつ伏せ姿勢で、局所麻酔をかけます。後側方アプローチで入り、ハンドダウンして経椎間孔アプローチへ。椎弓の一部を削って椎間孔を広げ、腰椎5番の神経根まで到達し、遊離したヘルニアを摘出します。40分の手術で、2時間ほど回復室で安静にして、徒歩で帰宅されました。

【経過】

自宅療養し、1週間後から職場復帰。半年ほど腰に負担のかかる仕事は同僚に代わってもらったそうですが、その後は腰痛体操など再発予防を心がけながら以前と同様に働けるようになったそうです。

症例2

脊柱管狭窄症で休みながらでないと歩けなかったのに、ゴルフができるように！

【症状】

ゴルフが趣味の50代の男性ですが、5年前から長く歩くと腰に痛みやしびれが出て、前かがみになって少し休むと歩けるという間欠跛行の症状が出てきました。だんだん休まずに歩ける距離が短くなっていき、200mほどになってしまいました。大好きなゴルフにも行けません。このままゴルフができないのでは定年後の楽しみがなくなってしまうから、と手術を希望して来院されました。

【手術】

MRIで確認すると、腰椎4番と5番（L4／L5）間に骨棘を伴ったヘルニアがあり、脊柱管を狭窄していました。椎弓間にまったくスペースがない症例なので、椎弓に孔を開けて直接ヘルニアを摘出するPETA法を選択。硬膜外麻酔をかけ、椎弓上に6〜8㎜の孔を開け、黄色靭帯を切除して進入し、骨棘に孔を開け、卵の殻を残して中身を抜くように取り除くエッグシェル法を用います。中身を摘出した後、殻の部分を慎重に取り除き、残っている骨棘部分をフラットになるようドリルで削っていきました。

1時間の手術が終わり、1時間後には自らの歩行でトイレに行き、翌日退院されました。

【経過】

1週間ほど自宅療養し、デスクワークの職場に復帰。手術1か月後からゴルフの練習を再開し、3か月後にはコースに出てプレーができるようになったそうです。

症例3

排尿障害もある脊柱管狭窄症だったが、1週間後に職場復帰！

【症状】

中小企業のオーナー経営者の50代の男性です。腰痛のほか下肢にも痛みやしびれがあり、間欠跛行が100mほどです。海外に製造工場を建設した時期と重なり、仕事を休めず薬物療法でしのいできたそうです。

軽度ですが排尿障害が出てきたため来院されました。会社が大事な時なので、とにかく仕事に早期復帰したいという希望でした。

【手術】

腰椎3番と4番（L3／L4）間の単椎間の混合型の狭窄症です。全身麻酔をかけ、関節突起から進入。椎弓や黄色靭帯の内側の軟部組織を切除し、椎弓や黄色靭帯の一部を切除して神経根の圧迫をゆるめます。血液が溜まるのを防ぐためドレーンを入れます。

1時間半の手術で、3時間後には自らトイレに歩いて行き、翌日退院されました。

【経過】

1週間ほど自宅療養して会社に復帰。手術後2日目から自宅でパソコンを始め、仕事上の指示を出していたそうです。

リハビリにも励み、1か月後には海外出張にも行けたとのこと。その後、会社の業績も順調で「手術をして良かった」という感想でした。

第6章

PED、PELの普及を目指して

高度な手技が必要なPEDやPELですが、専門医の育成を図って普及を進めていくと共に、日本の先進医療が抱えている問題点も提起して、皆さんと一緒に考えていきたいと思います。

〝虫の目〟と〝鳥の目〟と〝石の目〟を一致させる

ＰＥＤやＰＥＬは、内視鏡システムを用いてわずかな切開で手術をするので、体に負担が少なく日帰り手術も可能で、患者さんにとって有益な手術法であることは間違いありません。

しかし、ＰＥＤやＰＥＬには非常に高度な手技が必要なため、整形外科医の誰もができるわけではないのです。十分なトレーニングを積んでいなければなりません。

ＰＥＤなどの場合、切開を小さくするため手術器具を操作できる範囲が狭くなります。その中で自分の視野をコントロールすることが必要になります。

内視鏡が映し出す画像は〝虫の目〟でとらえた局所であり、モニター画面は何十倍にも拡大されています。拡大された虫の目の映像を、実際の患者さんの手術部位の病態の全体像、つまり〝鳥の目〟で把握しなければなりません。２次元のモニター画像を見て、３次元の病態全体を頭の中に構築しなければならないのです。

さらに〝石の目〟が必要となります。靭帯や硬膜の走行を見極める判断（石の目）は、手技の巧緻に影響します。

モニター画面では間があるように見えても、実際は５㎜以下だったりします。数ミリメートルの操作のブレがリスクを招きかねないのです。こうした視野のコントロールが一朝一夕にできるわけがありません。

また、内視鏡の操作自体にも難しさがあります。たとえば、骨は切っても再生してくれますが、神経は再生しないので絶対に傷つけないようにしなければなりません。基本的に骨は硬く、神経は豆腐のように柔らかいので、触った感触で違いを感じとりながら進んでいきます。

内視鏡のカメラの目と自分の目の方向を一致させることも重要です。モニター画像ばかりに気を取られ、カメラが搭載されている先端が向きを変えてしまったことに気づかずにいると、行ってはいけない方向に進んでしまう危険があります。カメラの向きを一定に保つことは、安全確保のために必須です。

技術の向上は、トレーニングにかけた時間に比例します。技術が向上することで手術時間の短縮につながり、経験を積み重ねるほど手術時間が短くなるというラーニングカーブ（学習曲線）の存在があります。通常は200～300例を経験するとカーブが下降しますが、PEDの場合は500例程度にならないと下がりません。それだけ難しい手技と言えます。手術時間の短縮は、そのまま感染症や合併症のリスクを抑えることにもつながります。PEDを行うには不断の努力が必要なのです。

私がPEDを日本に導入して16年、これまでPEDの手術は4500例程度を手がけていますが、今でも手術中に気づいたことはメモしてリストにしています。手術前のイメージトレーニングも欠かしません。病態を頭の中に入れ、どれくらい削るのかなどを検討します。自宅にある模擬手技訓練装置で事前トレーニングをすることもあります。ＰＥＤの技術向上にゴールはないと思っています。

日本で進まない献体によるトレーニング

実際に患者さんにＰＥＤを行う場合、十分なトレーニングを積んでいることが前提となります。技術の進歩により体内の組織に似せた模擬手技訓練装置が開発され、私も使用していますが、やはり実際の手術とは異なります。そのほか、ブタなどの動物を使った研修がありますが、人間とは解剖学的な構造が違うため、習得できる技術は限られてきます。また、世界的に動物愛護の観点からも、動物を使った手技向上のためのトレーニングは難しくなっているというのが現状です。

高度な手技の習得に役立つのは、献体によるサージカル・トレーニングと呼ばれる方法です。献体とは、医療に役立ててほしいという故人や家族の意思によって遺体を寄付することで、アメリカやタイ、韓国、台湾などでは献体によるサージカル・トレーニングが受けられる施設があり、多くの医師が参加しています。

しかし、日本では死体解剖保存法など三つの法律があります。医学教育や研究目的の解剖が認められていますが、外科医の技術向上のためのトレーニングが適法かどうか、法律の解釈が分かれています。したがって、献体は医学生の解剖実習に使われることがほとんどでしたが、外科手術のトレーニングは、ようやく札幌医大や名古屋市立大などで積極的に行われるようになりました。

私は、ＰＥＤの技術習得と向上のために、毎年、整形外科医を募ってサージカル・トレーニングができる海外の施設に行っています。海外渡航費を含めると高額の費用がかかり、しかも3～5日程度休診しなければなりません。それでも参加される整形外科医たちの存在は頼もしく期待できますが、医師の個人的な情熱だけに頼っていては日本の先端医療が先細りになってしまうのではないかという危惧を抱いています。

日本の医療技術の向上のために、いつまでも海外の施設や海外の善意の人たちの献体に頼っていていいのでしょうか。

国民の皆さんに献体の意義が浸透している現在、医学生の解剖実習だけでなく、手術の技術トレーニングについても使用できるような環境づくりが必要だと感じています。

実際に私のように考えている外科医は多く、２０１２年に日本外科学会と日本解剖学会が

「臨床医学の教育及び研究における死体解剖のガイドライン」を公表しました。医療の安全の向上を図り国民福祉への貢献を目指すものであること、献体者に事前に同意を得ること、大学の倫理委員会などに諮って実施内容の承認を得ていることなどが定められています。違法性を問われない献体の利用法を指針として示したものです。

このガイドラインの公表により、先ほども述べたように、サージカル・トレーニングを実施する大学医学部が少しずつ増えてきました。この流れが拡大していき、ＰＥＤやＰＥＬのサージカル・トレーニングが国内でも普及することを願っています。

手技の標準化を目指し、日本PED研究会を立ち上げ

ＰＥＤを普及させるため、専門医の育成や技術向上を目指して、２００４年より、日本整形外科学会では、脊椎内視鏡下手術・技術認定制度を実施しています。

ＰＥＤ認定医の実技試験を受けられる条件は、日本整形外科学会認定整形外科専門医の資格を持ち、脊椎・脊髄の分野で３００例以上の治療経験があり、そのうち20例（前方）～30例（後方）以上の手術経験を持つ医師ですが、合格率は50％程度です。難関資格の一つと言ってもいいでしょう。

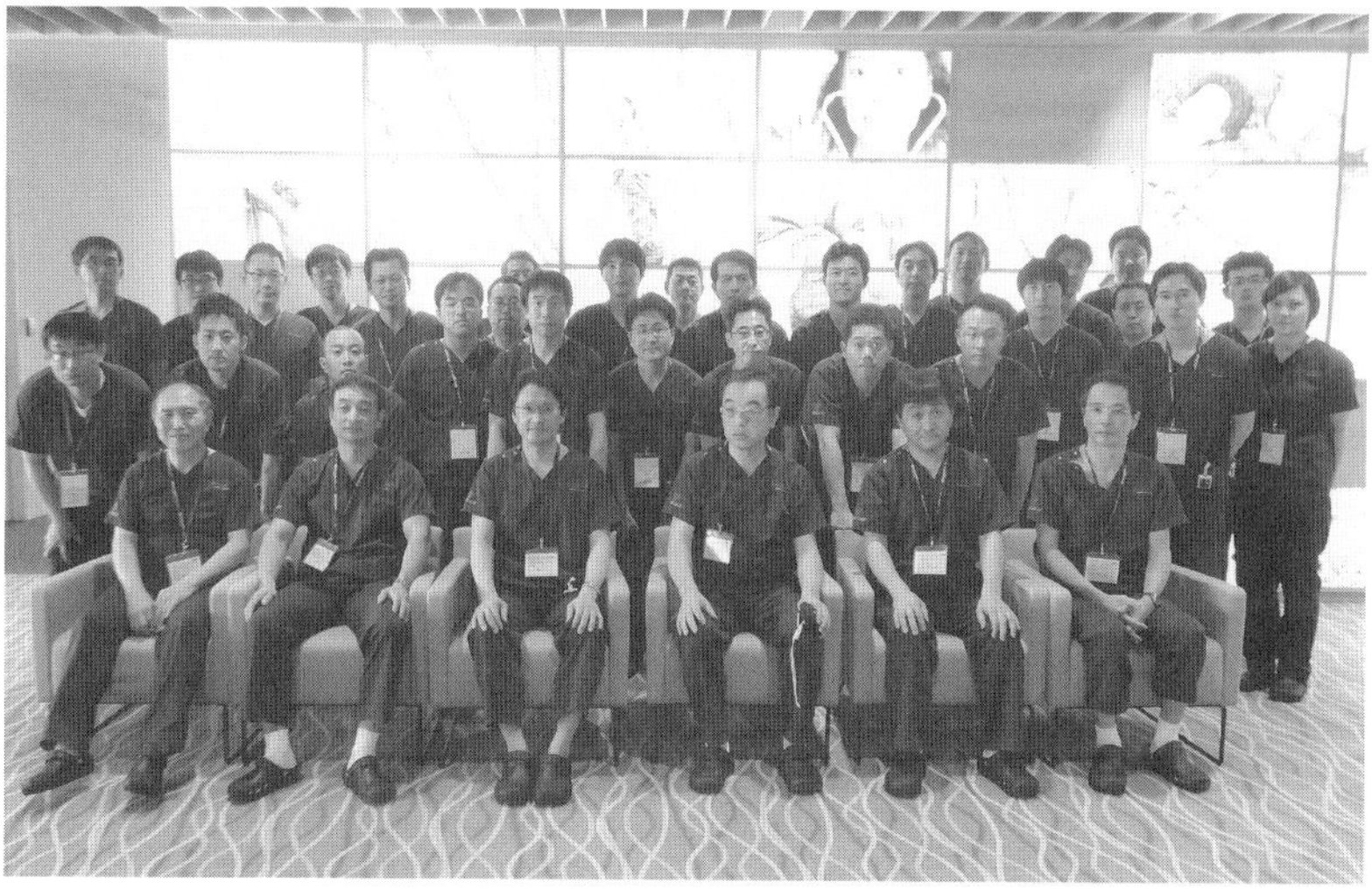

「日本 PED 研究会」のメンバー（前列右から 3 人目が著者）

日本整形外科学会の会員は約2万5000人、整形外科専門医の資格者は約1万9000人。その中で脊椎を専門にし、内視鏡など低侵襲の手術を行い、日本整形外科学会が認定している脊椎内視鏡下手術・技術認定医は約170人です。PED認定医は約40人です。

PED認定医はまだ少ないですが、教育システムの充実を図ることで一人でも多くのPED認定医を増やし、PED全体のレベルを高めていきたいと考えています。できるだけ手技の標準化を進め、短い時間で良い治療結果が出せるようになれば、さらにPEDは普及していくでしょう。PEDを希望すれば、全国どこでも手術を受けられるようになるのが理想です。

PED認定医の制度は、一定の技術があることを認定することで、患者さんが安心して手術を受けられるというシステムであり、患者さんがPEDを治療の選択肢とした場合に専門医を探しやすくする制度でもあります。PEDを検討する場合、最寄りのPED専門医がいる病院を受診されることをお勧めします。

PED認定医は日本PED研究会のホームページでご確認ください。

外科手術に革命をもたらした内視鏡の発達

ＰＥＤやＰＥＬが実現可能になった背景には、内視鏡など医療用光学機器の発達があります。内視鏡とは、先端にレンズのついた管を体内に差し入れて、外からでは見えない部分の観察や処置を行う機器です。日本では戦後の１９４９年に胃カメラの開発が始まりました。最初は管の先端に撮影レンズがあり、豆ランプをフラッシュさせて胃の中で写真を撮るものでした。その後、改良を重ね、グラスファイバーを内視鏡に取り入れたファイバースコープが誕生しました。これは柔軟性のあるガラス繊維でできていて、先端にレンズが取り付けてあり、体内に挿入後に向きを変えるなどして体内を比較的自由に見ることができます。

そして、現在では電子スコープ（ビデオスコープ）が活躍しています。電子スコープは体内の様子をモニター画面に表示することができます。光信号を電気信号に変換するＣＣＤカメラでモニター画面へ映像を送るのです。拡大したモニター画面を見られることで、安全性が向上し、診断の精度も高まりました。

消化管内部の病変を直接観察できる内視鏡は、胃がんや大腸がんの早期発見に役立ってきました。さらに、薬のように飲み込むカプセル内視鏡も出現し、従来の内視鏡では難しかった小腸の検査が可能になったのです。カプセル内視鏡は2007年に薬事承認され、保険適用となって、広く普及しています。

2002年には世界で初めてハイビジョン内視鏡システムが誕生。最先端の画像技術により、微小な病変も診断でき、微細な血管なども観察できるようになったのです。

テレビも最近の薄型の大型テレビは4Kが主流になっています。4Kテレビとは、画素数が4000×2000のもので、通常のテレビ画面の4倍の高精細の画像が見られます。当然、内視鏡のモニター画像にも4Kの技術が取り入れられています。2017年には8Kの外科用内視鏡システムがNHKとベンチャー企業が共同開発して製品化され、3年後の量産化を目指すそうです。

そのほか、外科手術用の3D内視鏡システムも発達しています。1990年代の後半から登場した3D内視鏡は、明るさや画質が通常の2Dの内視鏡の画像に比べて明瞭でなかったり、3Dメガネが大型で、疲労感を覚えたりするため普及しませんでした。

その後、改善が積み重ねられ、2013年に発売された3D内視鏡は、先端に2枚のCCDチップを搭載して、それぞれ右目用、左目用の映像として取り込み、専用装置で3D映像に処理します。3D用モニターに映して3Dメガネをかけて見ると、臓器の立体的把握ができるようになります。また、電子スコープの先端が4方向100度まで曲がるので、対象部位の裏側

COFFEE TIME

AI（人工知能）と医療……現状と近未来

近年、AI（人工知能）の進化は目を見張るものがあります。膨大なデータを学習し、適切な診断を下すAIの能力は、今後さらに発展し、医療現場も大きく変わっていくことが予想されます。AIはすでに次のような分野で活用されています。

・画像診断システムによって、AIがX線、CT、MRI画像を解析し、腫瘍などを検出します。人間では数日かかるものをAIは秒単位で行ってしまいます。現在、動画による胃がんの内視鏡検査で、リアルタイムで腫瘍の検出に成功した例もあります。

・患者さんの遺伝子データを入力すると、AIが速やかに遺伝子情報の分析結果を出してくれます。通常の検査では発見できなかった特殊なタイプの白血病を発見したという実績もあります。近未来の医療では、膨大な遺伝情報を学習したAIが患者さんの遺伝情報を細かく解析し、個人レベルで最も適した治療や投薬を決めるという方法が当然のことになっているでしょう。

・手術支援ロボットの「手術ナビゲーションシステム」の開発が期待されています。これは、さまざまなセンサーやAIを活用し、手術前の治療計画データと手術中のデータを統合して、ロボットの位置姿勢をガイドし、より安全な手術を支援するものです。また、AIを活用し、一部が自律的に動作するオートノミー機能の研究も進んでいます。ロボットやナビゲーションシステムがさらに進化すれば、高速ネットワークインフラを利用した「遠隔手術」を行うことも可能になるでしょう。

その他、医薬品の開発（創薬）、介護用ロボットなどにもAIが進出しています。今後はさらに多くの分野でAIが活躍していくものと思われます。医師不足解消だけでなく、医療の質の向上のためにも、AIの活用は必須となるでしょう。

を見ることも可能です。

内視鏡の発達は、外科手術の世界に革命をもたらしました。小さく切開した孔から内視鏡を通し、専用の手術用器具を入れて治療を行うことが可能になったのです。腹部や胸部の内視鏡外科手術は、1990年代以降急速に普及しました。

皆さんも「腹腔鏡手術」という言葉を聞いたことがあると思います。腹部の内視鏡手術のことです。本来空間のない腹腔に空間を作る装置や腹腔内で使える専用器具の開発などが進んだことで実現しました。

現在、さまざまな内視鏡外科手術が行われていますが、腹部や胸部以外では関節に小さな孔を数か所開けて内視鏡である関節鏡を入れる手術が行われています。膝関節や肩関節、肘関節などに使われ、たとえば半月板損傷や靭帯断裂などの手術に利用されています。

ゼロから始めたPEDの開発

内視鏡は目覚ましい発達をとげ、外科手術に革命をもたらしましたが、脊椎の手術に関しては中枢神経が通っている脊髄があるため、他の内視鏡手術よりも普及が遅れていました。中枢神経が損傷されると、手足が動かなくなったり、痛みや熱さなどの感覚が麻痺したりするなど重大な後遺症が生じるからです。そのため、より安全性の高い内視鏡システムの確立が必要でした。腹腔鏡手術が可能になったのは、本来空間のない腹腔に空間を形成する気腹器という装置や腹腔内での処置に適した手術用器具が開発されたからです。同様に椎間板ヘルニアの内視鏡下手術を行うには、専用の内視鏡や手術器具を開発しなければなりません。より細い外筒管や超小型のＣＣＤカメラ、ハイスピードドリルなど専用の手術用器具が必要なのです。

開発を始めた頃、脊椎用内視鏡は国内になく、最初の５〜６年は小児科用のスコープと膀胱鏡を使って研究しましたが思い通りの成果は出ませんでした。ゼロからのスタートと言ってよいでしょう。

胃カメラのような軟性の内視鏡は日本の技術が大変優れていますが、脊椎用の細い硬性内視鏡に関しては、圧倒的にドイツの技術がリードしています。レンズの質、光源の明るさ、耐久性など他国製に比べて素晴らしいのです。19世紀から内視鏡を作ってきた歴史があり、マイスター制度などによる技術の継承があるからでしょう。

そこで、ドイツのメーカーに指示して試作品を作ってもらうなど試行錯誤を繰り返しました。そして、ドリルやケリソンパンチ、フック、ヘラなどの手術用器具も、私がアイデアを出して国内メーカーと共同開発し、２００３年に日本で初めてＰＥＤを導入することができたのです。

ちなみに、この時に開発したダイヤモンドドリルは、今では世界的に普及しています。医工

COFFEE TIME

内視鏡は紀元前からあった！？

古代ギリシャの医師ヒポクラテスの時代に、すでに体内を観察する器具があったと言われています。何らかの器具で肛門の検査を行っていたようです。火山の噴火で埋没したポンペイの遺跡からも体腔内を観察する器具が発掘されています。

近代になって、1853年にフランスの医師デソルモー（Desormeaux）は、尿道や膀胱を観察する器具を開発して内視鏡（endoscope）と名づけました。1868年にはドイツの医師クスマウルが、剣を呑み込む大道芸人に長さ47㎝の管を入れて胃の中を見ることに成功。日本の元号では明治元年のことでした。

その後、尿道・膀胱鏡や胃鏡が作られましたが、硬い内視鏡でまったく曲げられないものでした。1932年にドイツの医師シンドラーが軟性の胃鏡を開発。先端3分の1が曲がり、管の内部に多数のレンズを設置し、豆電球を光源とするものでした。昭和7年のことです。

戦後の1949年に、日本では東大病院の医師がオリンパス工業に胃カメラの開発を依頼しました。超小型レンズの製作や柔らかい管の素材探し、最適なフィルム探しなど、“医工連携”の先駆けとなる開発によって翌年に試作機が完成し、臨床に使えるようになるまで改良を重ねていったのです。

日本の胃カメラ＝消化器内視鏡は現在でも世界をリードしていて、オリンパス、富士フイルム、HOYA の3社でほぼ独占していると言っても過言ではありません。

私が監修した『関節鏡の歴史』という本もあります。

連携の成功例の一つではないかと自負しています。

ＰＥＤを実現するまで途中で挫折しかけることもありましたが、ＰＥＤは小さな切開で確実な治療につながり、患者さんの負担も少なく、早期の社会復帰ができるという確信があったので、何度でも挑戦しようという気持ちを保つことができました。

医療技術や医療機器はまさに日進月歩の時代ですから、常に改良・改善を進めなければなりません。開発して改良を加え、アイデアがひらめくと新しい工夫を取り入れていくということの繰り返しです。今まで内視鏡の試作品をいくつ作ったかわかりません。これからも、手技の安全性や確実性を求めて、手術用器具などの開発を進めていこうと思っています。

PED、PELの普及が医療費削減に!

ＰＥＤなど内視鏡を用いた体にやさしい手術は、歩くこともままならなかった患者さんが術後数時間で歩けるようになります。日帰り手術が普及することは、患者さんにとって拘束される時間が少なく、社会復帰も早くでき、入院費用がかからないというメリットがあります。さらに、日本の医療財政という観点から、医療費の削減にもつながるのではないでしょうか。

日本では１９５８年に国民皆保険制度を目指した国民健康保険法が制定され、１９６１年に

診療種類別国民医療費構成割合

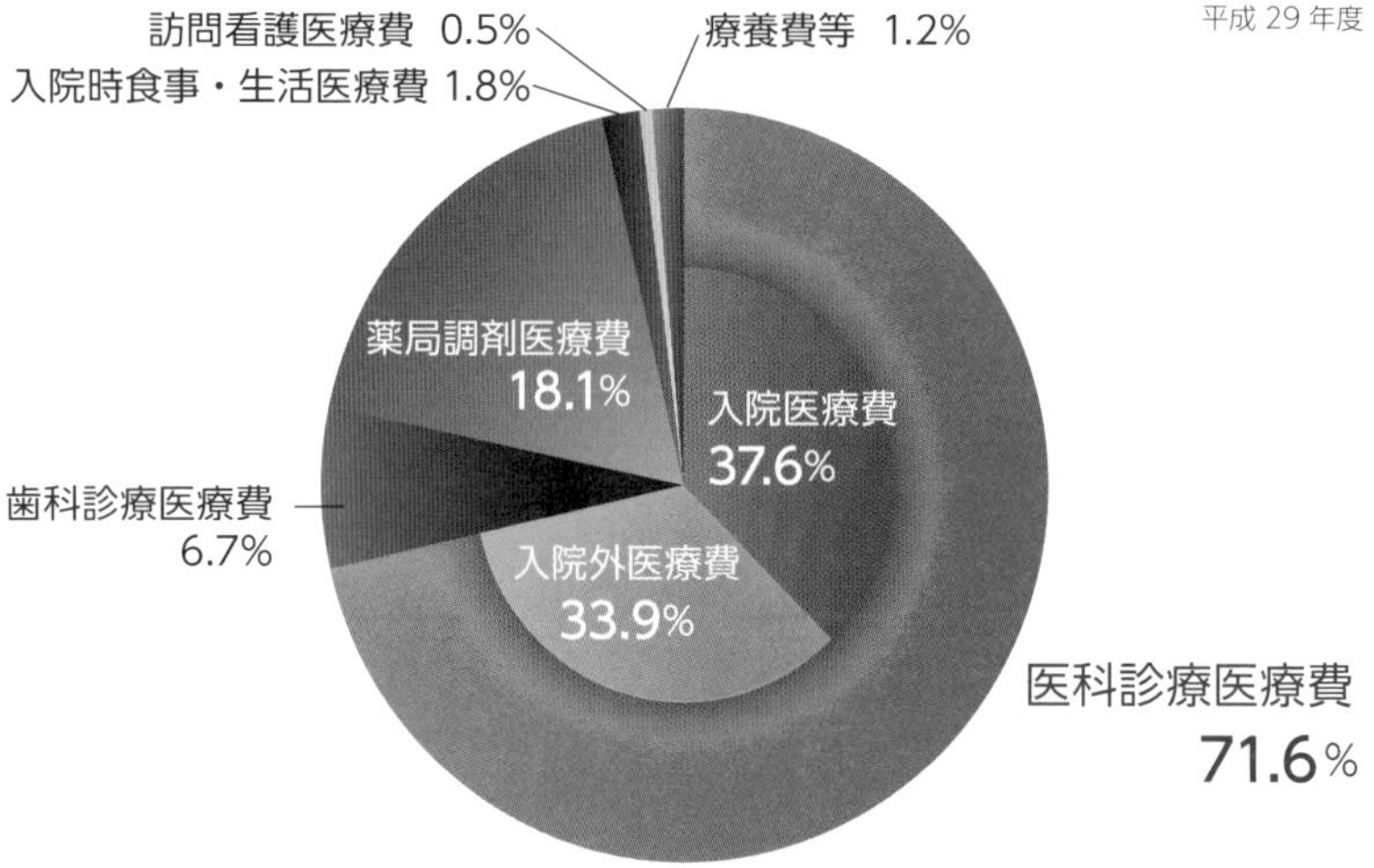

全国の市町村で国民健康保険事業が始まりました。健康保険証があれば、誰でもどこでも医療機関を受診できるというフリーアクセスが特徴の制度です。

戦後の貧しい時代に、平等に医療が受けられることを優先したシステムだったのです。

医療制度でアクセスとコスト、クオリティのすべてを満足させることは、なかなかできないとされています。日本の場合、アクセスを優先し、コストは公費の補助を受けることが前提となり、クオリティは医師の頑張りで保ってきたというのが実情でしょう。

しかし、国民健康保険事業が始まって半世紀以上がたち、ほころびが目立ってくるようになりました。

ほころびの一つは、高齢化などによる医療費の増大です。厚生労働省が発表した平成29年度の国民医療費は43兆710億円で、前年度の42兆1381億円に比べ、約9329億円の増加となり、依然として高水準です。

医療費の財源は、公費（国庫と地方自治体）が約4割を占めていて、保険料（事業主と被保険者）は約5割です。医療費に多くの税金がかかっていることがわかります（残りの約1割は公害健康被害の補償などの原因者負担など）。

そして、医療費を診療種類別に見てみると、医科診療医療費のうち入院医療費が37・6％を占め、トップとなっています。入院医療費の削減が医療財政の健全化のポイントの一つになるのではないでしょうか。

日本で日帰り手術の普及が遅れている背景の一つに、診療報酬制度の点数の問題があります。日本では社会保険診療報酬点数表によって診療や調剤が点数化されています。点数表は「医科」「歯科」「調剤」の3種類あり、合計4000種類以上の点数が設定されています。

その中で入院の点数が高く付けられているため、病院経営という視点からは患者さんを長く入院させたほうが利益を確保できるという側面があるのです。

高度な先端医療である日帰り手術を行っている病院が赤字のリスクにさらされ、患者さんを必要以上に長く入院させる病院が黒字になるというのは、どう考えても本末転倒なのではないでしょうか。

厚生労働省は医療費抑制のため、さまざまな検診や健康づくりの習慣を提案してプライマリケア（総合的に診る医療）を推進しています。病気を予防することが医療費抑制の基本であることは間違いありませんが、同時に無駄な入院を減らすことも重要なポイントになるのではないでしょうか。

近年、一部の手術や検査で入院が長引くと診療報酬が下がるという改正がなされましたが、こうした流れを広めて日帰り手術が増えていってほしいと願っています。

PEDの保険収載のメリットとデメリットを考える

ＰＥＤを行うには高額な先端医療機器を揃え、高度な技術を時間をかけて習得する必要があります。ですから、アメリカでＰＥＤを受けると２００〜３００万円かかります。

日本の保険医療制度では、必要な医療については保険診療で行われること、保険適用になるのは治療の安全性・有効性が確認されたものであることが基本となっています。

私は、さらに多くの患者さんにＰＥＤを受けてもらえるように、保険収載を目指しました。

そして、ＰＥＤは保険収載されたのです。保険導入に値する安全性や有効性が認められたということです。ＰＥＤは低侵襲で患者さんのＱＯＬを高めるものとして評価されました。

こうしたPEDに対する高い評価や患者さんが手術を受けやすくなった点は、保険収載のメリットなのですが、保険適用が始まってみると喜んでばかりもいられなくなりました。

PEDは高額な医療機器が必要で、中には1回ごとの使い捨てのものもあります。コストがかかるのは当然です。さらに、内視鏡による高度で細かい手術を行おうとすると、費用は30万円を超えてしまいます。それが保険適用されると、当院での一般的な症例の場合、12〜20万円で受けられることになります（3割負担の場合）。つまり現状では、高度な医療をしようとすると、医療側の経営が圧迫されるという悪循環を招いているのです。

2年に1回行われる診療報酬の改定で、PEDは点数が上がりましたが、現状のままではPEDの普及が遅れるのではと心配です。

国民の健康を守るため医療保険制度を存続させること。膨らみ続ける医療財政を健全化すること。将来の日本の医療の質を保つこと――。

医療の保障とコストについては簡単に答えが出る問題ではありませんが、患者であり納税者でもある国民の皆さん、医療を支える私たち医療従事者、医療行政を司る厚生労働省、それぞれが考えていかなければならない時代になっているのではないでしょうか。

おわりに

医療は日進月歩で著しい発展を遂げてきました。知識は絶えず変化し続けます。そして、教科書は新しいものに生まれ変わります。

私が30代の勤務医だった頃、日本製の血管内視鏡が登場し、世界で初めて脊髄の中をのぞくことができるようになりました。脊髄の中で白い神経が動いているのを見て感動したことを、今でもはっきり覚えています。以来、脊椎での内視鏡手術実現への道をまっしぐらに進んできました。何もないところから手技を構築し、合併症の原因を追究し、脊椎用内視鏡や手術器具の開発を進めなければなりませんでした。とりつかれたように手技や機器類を開発すべく努力し、さまざまな苦労がありましたが、とても良い時代に巡り会えたのだと思います。

日進月歩で内視鏡手術が発展する時代に遭遇し、医師と企業の技術者が共同で開発する医工連携が実現できる時代だったことが、ＰＥＤの開発に結びつき、脊椎の内視鏡手術に寄与することができました。

ＰＥＤは「小さな切開で、確実な治療につながり、患者さんも早く自宅に帰れて、早期に社会復帰できる」という確信が当初からあったので、途中で挫折することはありませんでした。そして、ＰＥＤを日本で初めて導入して16年がたち、着実に広がっていることは私の大きな喜びです。

腰痛など整形外科の疾患は命に直結するものではありませんが、ＱＯＬ（生活の質）が大きく低下します。旅行やスポーツが趣味だった人が、寝たきりになってしまうこともあります。働き盛りの人が休職を余儀なくされたり、若いスポーツ選手が競技を断念したりすることも珍しくありません。負担の少ない手術法で治療して、ＱＯＬを高めて楽しみを増やし、仕事や競技に復帰していただくことが、私の医師としての使命だと思っています。

腰痛に悩む人たちに本書が参考になれば嬉しいです。

また、本書の出版を思い立った理由の一つに、後輩である加藤興医師が49歳の若さで２０１４年に早世されたことがあります。日本ＰＥＤ研究会の立ち上げにも尽力していただき、２００３年に学会会長だった時に私を支えてくれました。本書を故加藤医師に捧げ、ＰＥＤの発展を誓いたいと思います。

出沢　明

Q&Aでよくわかる　腰痛《ようつう》の日帰《ひがえ》り治療《ちりょう》

2020年3月2日　初版第1刷

著　者 ―――――――― 出沢《でざわ》　明《あきら》
発行者 ―――――――― 坂本桂一
発行所 ―――――――― 現代書林
〒162-0053　東京都新宿区原町3-61　桂ビル
TEL／代表　03(3205)8384
振替00140-7-42905
http://www.gendaishorin.co.jp/
ブックデザイン ―――― 吉崎広明(ベルソグラフィック)
イラスト・図版 ―――― 村野千草

印刷・製本：広研印刷(株)
乱丁・落丁本はお取り替えいたします。
定価はカバーに表示してあります。

ISBN978-4-7745-1815-2 C0047